Migräne-Tagebuch von

_____

Jahresübersicht

	Januar	Februar	März	April	Mai	Juni	Juli	August	September	Oktober	November	Dezember
1												
2												
3												
4												
5												
6												
7												
8												
9												
10												
11												
12												
13												
14												
15												
16												
17												
18												
19												
20												
21												
22												
23												
24												
25												
26												
27												
28												
29												
30												
31												
Σ												

Markieren Sie hier die Tage, an denen Sie Schmerzen hatten, mit einem „X". Nutzen Sie die Spalte „Σ" für die Gesamtanzahl der Schmerztage im jeweiligen Monat.

So erkennen Sie schnell, wie oft Sie unter Migräne leiden und in welchen Monaten es eventuell häufiger vorkommt.

Datum		**Wochentag**	Mo	Di	Mi	Do	Fr	Sa	So

Uhrzeit von		**Uhrzeit bis**		**Dauer**	

Intensität	1	2	3	4	5	6	7	8	9	10

Leichte Schmerzen   *Starke Schmerzen*

Schmerzart	○ Pulsierend	○ Drückend	○ Dumpf	○ Stechend

Schmerzseite	○ Einseitig	○ Beidseitig

Schmerzposition	**Anmerkungen**

Begleitsymptome

○ Erbrechen	○ Übelkeit	○ Lärmempfindlichkeit
○ Schwindel	○ Appetitlosigkeit	○ Geruchsempfindlichkeit
○	○	○

Auslöser

○ Alkohol	○ Allergien	○ Koffein
○ Privater Stress	○ Beruflicher Stress	○ Erkältung
○ Flüssigkeitsmangel	○ Gerüche	○ Hormone
○ Hunger	○ Körperl. Anstrengung	○ Lesen
○ Menstruation	○ Medikamente	○ Licht
○ Müdigkeit	○ Essen/Trinken	○ Nikotin
○ Schlafmangel	○ Unterzuckerung	○ Wetter
○	○	○
○	○	○
○	○	○

Wetter		**Temperatur**		**Geschlafene Stunden**	

Letzte Mahlzeit		**Getrunkene Liter**	

Vorboten

○ Stimmungsschwankungen	○ Müdigkeit	○ Heißhunger
○ Konzentrationsstörung	○ Gleichgültigkeit	○ Gereiztheit
○	○	○

Vorher genommene Medikamente	Dosis

Hilfsmaßnahmen	Wirkung			
	○ wenig	○ mittel	○ gut	○ sehr gut
	○ wenig	○ mittel	○ gut	○ sehr gut
	○ wenig	○ mittel	○ gut	○ sehr gut
	○ wenig	○ mittel	○ gut	○ sehr gut

Notizen

Datum			Wochentag	Mo	Di	Mi	Do	Fr	Sa	So

Uhrzeit von		Uhrzeit bis		Dauer	

Intensität	1	2	3	4	5	6	7	8	9	10
	Leichte Schmerzen								*Starke Schmerzen*	

Schmerzart	○ Pulsierend	○ Drückend	○ Dumpf	○ Stechend

Schmerzseite	○ Einseitig	○ Beidseitig

Schmerzposition	Anmerkungen

Begleitsymptome

○ Erbrechen	○ Übelkeit	○ Lärmempfindlichkeit
○ Schwindel	○ Appetitlosigkeit	○ Geruchsempfindlichkeit
○	○	○

Auslöser

○ Alkohol	○ Allergien	○ Koffein
○ Privater Stress	○ Beruflicher Stress	○ Erkältung
○ Flüssigkeitsmangel	○ Gerüche	○ Hormone
○ Hunger	○ Körperl. Anstrengung	○ Lesen
○ Menstruation	○ Medikamente	○ Licht
○ Müdigkeit	○ Essen/Trinken	○ Nikotin
○ Schlafmangel	○ Unterzuckerung	○ Wetter
○	○	○
○	○	○
○	○	○

Wetter		Temperatur		Geschlafene Stunden	

Letzte Mahlzeit		Getrunkene Liter	

Vorboten		
○ Stimmungsschwankungen	○ Müdigkeit	○ Heißhunger
○ Konzentrationsstörung	○ Gleichgültigkeit	○ Gereiztheit
○	○	○

Vorher genommene Medikamente	Dosis

Hilfsmaßnahmen	Wirkung			
	○ wenig	○ mittel	○ gut	○ sehr gut
	○ wenig	○ mittel	○ gut	○ sehr gut
	○ wenig	○ mittel	○ gut	○ sehr gut
	○ wenig	○ mittel	○ gut	○ sehr gut

Notizen

Datum			Wochentag	Mo	Di	Mi	Do	Fr	Sa	So

Uhrzeit von		Uhrzeit bis		Dauer	

Intensität	1	2	3	4	5	6	7	8	9	10

Leichte Schmerzen   *Starke Schmerzen*

Schmerzart	○ Pulsierend	○ Drückend	○ Dumpf	○ Stechend

Schmerzseite	○ Einseitig	○ Beidseitig

Schmerzposition

Anmerkungen

Begleitsymptome

○ Erbrechen	○ Übelkeit	○ Lärmempfindlichkeit
○ Schwindel	○ Appetitlosigkeit	○ Geruchsempfindlichkeit
○	○	○

Auslöser

○ Alkohol	○ Allergien	○ Koffein
○ Privater Stress	○ Beruflicher Stress	○ Erkältung
○ Flüssigkeitsmangel	○ Gerüche	○ Hormone
○ Hunger	○ Körperl. Anstrengung	○ Lesen
○ Menstruation	○ Medikamente	○ Licht
○ Müdigkeit	○ Essen/Trinken	○ Nikotin
○ Schlafmangel	○ Unterzuckerung	○ Wetter
○	○	○
○	○	○
○	○	○

Wetter		Temperatur		Geschlafene Stunden	

Letzte Mahlzeit		Getrunkene Liter	

Vorboten		
○ Stimmungsschwankungen	○ Müdigkeit	○ Heißhunger
○ Konzentrationsstörung	○ Gleichgültigkeit	○ Gereiztheit
○	○	○

Vorher genommene Medikamente	Dosis

Hilfsmaßnahmen	Wirkung			
	○ wenig	○ mittel	○ gut	○ sehr gut
	○ wenig	○ mittel	○ gut	○ sehr gut
	○ wenig	○ mittel	○ gut	○ sehr gut
	○ wenig	○ mittel	○ gut	○ sehr gut

Notizen

Datum		**Wochentag**	Mo	Di	Mi	Do	Fr	Sa	So

Uhrzeit von		**Uhrzeit bis**			**Dauer**	

Intensität	1	2	3	4	5	6	7	8	9	10
	Leichte Schmerzen						*Starke Schmerzen*			

Schmerzart   ○ Pulsierend   ○ Drückend   ○ Dumpf   ○ Stechend

Schmerzseite   ○ Einseitig   ○ Beidseitig

Schmerzposition

Anmerkungen

Begleitsymptome

○ Erbrechen	○ Übelkeit	○ Lärmempfindlichkeit
○ Schwindel	○ Appetitlosigkeit	○ Geruchsempfindlichkeit
○	○	○

Auslöser

○ Alkohol	○ Allergien	○ Koffein
○ Privater Stress	○ Beruflicher Stress	○ Erkältung
○ Flüssigkeitsmangel	○ Gerüche	○ Hormone
○ Hunger	○ Körperl. Anstrengung	○ Lesen
○ Menstruation	○ Medikamente	○ Licht
○ Müdigkeit	○ Essen/Trinken	○ Nikotin
○ Schlafmangel	○ Unterzuckerung	○ Wetter
○	○	○
○	○	○
○	○	○

Wetter		**Temperatur**		**Geschlafene Stunden**	

Letzte Mahlzeit		**Getrunkene Liter**	

Vorboten		
○ Stimmungsschwankungen	○ Müdigkeit	○ Heißhunger
○ Konzentrationsstörung	○ Gleichgültigkeit	○ Gereiztheit
○	○	○

Vorher genommene Medikamente	Dosis

Hilfsmaßnahmen	Wirkung			
	○ wenig	○ mittel	○ gut	○ sehr gut
	○ wenig	○ mittel	○ gut	○ sehr gut
	○ wenig	○ mittel	○ gut	○ sehr gut
	○ wenig	○ mittel	○ gut	○ sehr gut

Notizen

Datum		Wochentag	Mo	Di	Mi	Do	Fr	Sa	So

Uhrzeit von		Uhrzeit bis		Dauer	

Intensität	1	2	3	4	5	6	7	8	9	10

Leichte Schmerzen   *Starke Schmerzen*

Schmerzart	○ Pulsierend	○ Drückend	○ Dumpf	○ Stechend

Schmerzseite	○ Einseitig	○ Beidseitig

Schmerzposition	Anmerkungen

Begleitsymptome

○ Erbrechen	○ Übelkeit	○ Lärmempfindlichkeit
○ Schwindel	○ Appetitlosigkeit	○ Geruchsempfindlichkeit
○	○	○

Auslöser

○ Alkohol	○ Allergien	○ Koffein
○ Privater Stress	○ Beruflicher Stress	○ Erkältung
○ Flüssigkeitsmangel	○ Gerüche	○ Hormone
○ Hunger	○ Körperl. Anstrengung	○ Lesen
○ Menstruation	○ Medikamente	○ Licht
○ Müdigkeit	○ Essen/Trinken	○ Nikotin
○ Schlafmangel	○ Unterzuckerung	○ Wetter
○	○	○
○	○	○
○	○	○

Wetter		Temperatur		Geschlafene Stunden	

Letzte Mahlzeit		Getrunkene Liter	

Vorboten

○ Stimmungsschwankungen	○ Müdigkeit	○ Heißhunger
○ Konzentrationsstörung	○ Gleichgültigkeit	○ Gereiztheit
○	○	○

Vorher genommene Medikamente	Dosis

Hilfsmaßnahmen	Wirkung			
	○ wenig	○ mittel	○ gut	○ sehr gut
	○ wenig	○ mittel	○ gut	○ sehr gut
	○ wenig	○ mittel	○ gut	○ sehr gut
	○ wenig	○ mittel	○ gut	○ sehr gut

Notizen

Datum		Wochentag	Mo	Di	Mi	Do	Fr	Sa	So

Uhrzeit von		Uhrzeit bis		Dauer	

Intensität	1	2	3	4	5	6	7	8	9	10
	Leichte Schmerzen							*Starke Schmerzen*		

Schmerzart	○ Pulsierend	○ Drückend	○ Dumpf	○ Stechend

Schmerzseite	○ Einseitig	○ Beidseitig

Schmerzposition

Anmerkungen

Begleitsymptome

○ Erbrechen	○ Übelkeit	○ Lärmempfindlichkeit
○ Schwindel	○ Appetitlosigkeit	○ Geruchsempfindlichkeit
○	○	○

Auslöser

○ Alkohol	○ Allergien	○ Koffein
○ Privater Stress	○ Beruflicher Stress	○ Erkältung
○ Flüssigkeitsmangel	○ Gerüche	○ Hormone
○ Hunger	○ Körperl. Anstrengung	○ Lesen
○ Menstruation	○ Medikamente	○ Licht
○ Müdigkeit	○ Essen/Trinken	○ Nikotin
○ Schlafmangel	○ Unterzuckerung	○ Wetter
○	○	○
○	○	○
○	○	○

Wetter		Temperatur		Geschlafene Stunden	

Letzte Mahlzeit		Getrunkene Liter	

Vorboten

- ○ Stimmungsschwankungen
- ○ Konzentrationsstörung
- ○

- ○ Müdigkeit
- ○ Gleichgültigkeit
- ○

- ○ Heißhunger
- ○ Gereiztheit
- ○

Vorher genommene Medikamente	Dosis

Hilfsmaßnahmen	Wirkung			
	○ wenig	○ mittel	○ gut	○ sehr gut
	○ wenig	○ mittel	○ gut	○ sehr gut
	○ wenig	○ mittel	○ gut	○ sehr gut
	○ wenig	○ mittel	○ gut	○ sehr gut

Notizen

Datum		**Wochentag**	Mo	Di	Mi	Do	Fr	Sa	So

Uhrzeit von		**Uhrzeit bis**		**Dauer**	

Intensität	1	2	3	4	5	6	7	8	9	10
	Leichte Schmerzen							*Starke Schmerzen*		

Schmerzart	○ Pulsierend	○ Drückend	○ Dumpf	○ Stechend

Schmerzseite	○ Einseitig	○ Beidseitig

Schmerzposition	**Anmerkungen**

Begleitsymptome

○ Erbrechen	○ Übelkeit	○ Lärmempfindlichkeit
○ Schwindel	○ Appetitlosigkeit	○ Geruchsempfindlichkeit
○	○	○

Auslöser

○ Alkohol	○ Allergien	○ Koffein
○ Privater Stress	○ Beruflicher Stress	○ Erkältung
○ Flüssigkeitsmangel	○ Gerüche	○ Hormone
○ Hunger	○ Körperl. Anstrengung	○ Lesen
○ Menstruation	○ Medikamente	○ Licht
○ Müdigkeit	○ Essen/Trinken	○ Nikotin
○ Schlafmangel	○ Unterzuckerung	○ Wetter
○	○	○
○	○	○
○	○	○

Wetter		**Temperatur**		**Geschlafene Stunden**	

Letzte Mahlzeit		**Getrunkene Liter**	

Vorboten

○ Stimmungsschwankungen	○ Müdigkeit	○ Heißhunger
○ Konzentrationsstörung	○ Gleichgültigkeit	○ Gereiztheit
○	○	○

Vorher genommene Medikamente	Dosis

Hilfsmaßnahmen	Wirkung			
	○ wenig	○ mittel	○ gut	○ sehr gut
	○ wenig	○ mittel	○ gut	○ sehr gut
	○ wenig	○ mittel	○ gut	○ sehr gut
	○ wenig	○ mittel	○ gut	○ sehr gut

Notizen

Datum		Wochentag	Mo	Di	Mi	Do	Fr	Sa	So

Uhrzeit von		Uhrzeit bis		Dauer	

Intensität	1	2	3	4	5	6	7	8	9	10
	Leichte Schmerzen							*Starke Schmerzen*		

Schmerzart	○ Pulsierend	○ Drückend	○ Dumpf	○ Stechend

Schmerzseite	○ Einseitig	○ Beidseitig

Schmerzposition

Anmerkungen

Begleitsymptome

○ Erbrechen	○ Übelkeit	○ Lärmempfindlichkeit
○ Schwindel	○ Appetitlosigkeit	○ Geruchsempfindlichkeit
○	○	○

Auslöser

○ Alkohol	○ Allergien	○ Koffein
○ Privater Stress	○ Beruflicher Stress	○ Erkältung
○ Flüssigkeitsmangel	○ Gerüche	○ Hormone
○ Hunger	○ Körperl. Anstrengung	○ Lesen
○ Menstruation	○ Medikamente	○ Licht
○ Müdigkeit	○ Essen/Trinken	○ Nikotin
○ Schlafmangel	○ Unterzuckerung	○ Wetter
○	○	○
○	○	○
○	○	○

Wetter		Temperatur		Geschlafene Stunden	

Letzte Mahlzeit		Getrunkene Liter	

Vorboten		
○ Stimmungsschwankungen	○ Müdigkeit	○ Heißhunger
○ Konzentrationsstörung	○ Gleichgültigkeit	○ Gereiztheit
○	○	○

Vorher genommene Medikamente	Dosis

Hilfsmaßnahmen	Wirkung			
	○ wenig	○ mittel	○ gut	○ sehr gut
	○ wenig	○ mittel	○ gut	○ sehr gut
	○ wenig	○ mittel	○ gut	○ sehr gut
	○ wenig	○ mittel	○ gut	○ sehr gut

Notizen

Datum		Wochentag	Mo	Di	Mi	Do	Fr	Sa	So

Uhrzeit von		Uhrzeit bis		Dauer	

Intensität	1	2	3	4	5	6	7	8	9	10

Leichte Schmerzen   *Starke Schmerzen*

Schmerzart	○ Pulsierend	○ Drückend	○ Dumpf	○ Stechend

Schmerzseite	○ Einseitig	○ Beidseitig

Schmerzposition

Anmerkungen

Begleitsymptome

○ Erbrechen   ○ Übelkeit   ○ Lärmempfindlichkeit

○ Schwindel   ○ Appetitlosigkeit   ○ Geruchsempfindlichkeit

○   ○   ○

Auslöser

○ Alkohol	○ Allergien	○ Koffein
○ Privater Stress	○ Beruflicher Stress	○ Erkältung
○ Flüssigkeitsmangel	○ Gerüche	○ Hormone
○ Hunger	○ Körperl. Anstrengung	○ Lesen
○ Menstruation	○ Medikamente	○ Licht
○ Müdigkeit	○ Essen/Trinken	○ Nikotin
○ Schlafmangel	○ Unterzuckerung	○ Wetter
○	○	○
○	○	○
○	○	○

Wetter		Temperatur		Geschlafene Stunden	

Letzte Mahlzeit		Getrunkene Liter	

Vorboten

○ Stimmungsschwankungen   ○ Müdigkeit   ○ Heißhunger
○ Konzentrationsstörung   ○ Gleichgültigkeit   ○ Gereiztheit
○   ○   ○

Vorher genommene Medikamente	Dosis

Hilfsmaßnahmen	Wirkung			
	○ wenig	○ mittel	○ gut	○ sehr gut
	○ wenig	○ mittel	○ gut	○ sehr gut
	○ wenig	○ mittel	○ gut	○ sehr gut
	○ wenig	○ mittel	○ gut	○ sehr gut

Notizen

Datum			Wochentag	Mo	Di	Mi	Do	Fr	Sa	So

Uhrzeit von		Uhrzeit bis			Dauer	

Intensität	1	2	3	4	5	6	7	8	9	10
	Leichte Schmerzen							*Starke Schmerzen*		

Schmerzart	○ Pulsierend	○ Drückend	○ Dumpf	○ Stechend

Schmerzseite	○ Einseitig	○ Beidseitig

Schmerzposition	Anmerkungen

Begleitsymptome

○ Erbrechen	○ Übelkeit	○ Lärmempfindlichkeit
○ Schwindel	○ Appetitlosigkeit	○ Geruchsempfindlichkeit
○	○	○

Auslöser

○ Alkohol	○ Allergien	○ Koffein
○ Privater Stress	○ Beruflicher Stress	○ Erkältung
○ Flüssigkeitsmangel	○ Gerüche	○ Hormone
○ Hunger	○ Körperl. Anstrengung	○ Lesen
○ Menstruation	○ Medikamente	○ Licht
○ Müdigkeit	○ Essen/Trinken	○ Nikotin
○ Schlafmangel	○ Unterzuckerung	○ Wetter
○	○	○
○	○	○
○	○	○

Wetter		Temperatur		Geschlafene Stunden	

Letzte Mahlzeit		Getrunkene Liter	

Vorboten		
○ Stimmungsschwankungen	○ Müdigkeit	○ Heißhunger
○ Konzentrationsstörung	○ Gleichgültigkeit	○ Gereiztheit
○	○	○

Vorher genommene Medikamente	Dosis

Hilfsmaßnahmen	Wirkung			
	○ wenig	○ mittel	○ gut	○ sehr gut
	○ wenig	○ mittel	○ gut	○ sehr gut
	○ wenig	○ mittel	○ gut	○ sehr gut
	○ wenig	○ mittel	○ gut	○ sehr gut

Notizen

Datum		**Wochentag**	Mo	Di	Mi	Do	Fr	Sa	So

Uhrzeit von		**Uhrzeit bis**		**Dauer**	

Intensität	1	2	3	4	5	6	7	8	9	10
	Leichte Schmerzen							*Starke Schmerzen*		

Schmerzart ○ Pulsierend ○ Drückend ○ Dumpf ○ Stechend

Schmerzseite ○ Einseitig ○ Beidseitig

Schmerzposition	Anmerkungen

Begleitsymptome

○ Erbrechen ○ Übelkeit ○ Lärmempfindlichkeit
○ Schwindel ○ Appetitlosigkeit ○ Geruchsempfindlichkeit
○ ○ ○

Auslöser

○ Alkohol ○ Allergien ○ Koffein
○ Privater Stress ○ Beruflicher Stress ○ Erkältung
○ Flüssigkeitsmangel ○ Gerüche ○ Hormone
○ Hunger ○ Körperl. Anstrengung ○ Lesen
○ Menstruation ○ Medikamente ○ Licht
○ Müdigkeit ○ Essen/Trinken ○ Nikotin
○ Schlafmangel ○ Unterzuckerung ○ Wetter
○ ○ ○
○ ○ ○
○ ○ ○

Wetter		Temperatur		Geschlafene Stunden	

Letzte Mahlzeit		Getrunkene Liter	

Vorboten		
○ Stimmungsschwankungen	○ Müdigkeit	○ Heißhunger
○ Konzentrationsstörung	○ Gleichgültigkeit	○ Gereiztheit
○	○	○

Vorher genommene Medikamente	Dosis

Hilfsmaßnahmen	Wirkung			
	○ wenig	○ mittel	○ gut	○ sehr gut
	○ wenig	○ mittel	○ gut	○ sehr gut
	○ wenig	○ mittel	○ gut	○ sehr gut
	○ wenig	○ mittel	○ gut	○ sehr gut

Notizen

Datum		Wochentag	Mo	Di	Mi	Do	Fr	Sa	So

Uhrzeit von		Uhrzeit bis		Dauer	

Intensität	1	2	3	4	5	6	7	8	9	10

Leichte Schmerzen   *Starke Schmerzen*

Schmerzart	○ Pulsierend	○ Drückend	○ Dumpf	○ Stechend

Schmerzseite	○ Einseitig	○ Beidseitig

Schmerzposition	Anmerkungen

Begleitsymptome

○ Erbrechen	○ Übelkeit	○ Lärmempfindlichkeit
○ Schwindel	○ Appetitlosigkeit	○ Geruchsempfindlichkeit
○	○	○

Auslöser

○ Alkohol	○ Allergien	○ Koffein
○ Privater Stress	○ Beruflicher Stress	○ Erkältung
○ Flüssigkeitsmangel	○ Gerüche	○ Hormone
○ Hunger	○ Körperl. Anstrengung	○ Lesen
○ Menstruation	○ Medikamente	○ Licht
○ Müdigkeit	○ Essen/Trinken	○ Nikotin
○ Schlafmangel	○ Unterzuckerung	○ Wetter
○	○	○
○	○	○
○	○	○

Wetter		Temperatur		Geschlafene Stunden	

Letzte Mahlzeit		Getrunkene Liter	

Vorboten		
○ Stimmungsschwankungen	○ Müdigkeit	○ Heißhunger
○ Konzentrationsstörung	○ Gleichgültigkeit	○ Gereiztheit
○	○	○

Vorher genommene Medikamente	Dosis

Hilfsmaßnahmen	Wirkung			
	○ wenig	○ mittel	○ gut	○ sehr gut
	○ wenig	○ mittel	○ gut	○ sehr gut
	○ wenig	○ mittel	○ gut	○ sehr gut
	○ wenig	○ mittel	○ gut	○ sehr gut

Notizen

Datum		Wochentag	Mo	Di	Mi	Do	Fr	Sa	So

Uhrzeit von		Uhrzeit bis			Dauer	

Intensität	1	2	3	4	5	6	7	8	9	10

Leichte Schmerzen   *Starke Schmerzen*

Schmerzart	○ Pulsierend	○ Drückend	○ Dumpf	○ Stechend

Schmerzseite	○ Einseitig	○ Beidseitig

Schmerzposition

Anmerkungen

Begleitsymptome

○ Erbrechen   ○ Übelkeit   ○ Lärmempfindlichkeit

○ Schwindel   ○ Appetitlosigkeit   ○ Geruchsempfindlichkeit

○   ○   ○

Auslöser

○ Alkohol   ○ Allergien   ○ Koffein

○ Privater Stress   ○ Beruflicher Stress   ○ Erkältung

○ Flüssigkeitsmangel   ○ Gerüche   ○ Hormone

○ Hunger   ○ Körperl. Anstrengung   ○ Lesen

○ Menstruation   ○ Medikamente   ○ Licht

○ Müdigkeit   ○ Essen/Trinken   ○ Nikotin

○ Schlafmangel   ○ Unterzuckerung   ○ Wetter

○   ○   ○

○   ○   ○

○   ○   ○

Wetter		Temperatur		Geschlafene Stunden	

Letzte Mahlzeit		Getrunkene Liter	

Vorboten

○ Stimmungsschwankungen	○ Müdigkeit	○ Heißhunger
○ Konzentrationsstörung	○ Gleichgültigkeit	○ Gereiztheit
○	○	○

Vorher genommene Medikamente	Dosis

Hilfsmaßnahmen	Wirkung			
	○ wenig	○ mittel	○ gut	○ sehr gut
	○ wenig	○ mittel	○ gut	○ sehr gut
	○ wenig	○ mittel	○ gut	○ sehr gut
	○ wenig	○ mittel	○ gut	○ sehr gut

Notizen

Datum		**Wochentag**	Mo	Di	Mi	Do	Fr	Sa	So

Uhrzeit von		**Uhrzeit bis**		**Dauer**	

Intensität	1	2	3	4	5	6	7	8	9	10
	Leichte Schmerzen							*Starke Schmerzen*		

Schmerzart	○ Pulsierend	○ Drückend	○ Dumpf	○ Stechend

Schmerzseite	○ Einseitig	○ Beidseitig

Schmerzposition	**Anmerkungen**

Begleitsymptome

○ Erbrechen	○ Übelkeit	○ Lärmempfindlichkeit
○ Schwindel	○ Appetitlosigkeit	○ Geruchsempfindlichkeit
○	○	○

Auslöser

○ Alkohol	○ Allergien	○ Koffein
○ Privater Stress	○ Beruflicher Stress	○ Erkältung
○ Flüssigkeitsmangel	○ Gerüche	○ Hormone
○ Hunger	○ Körperl. Anstrengung	○ Lesen
○ Menstruation	○ Medikamente	○ Licht
○ Müdigkeit	○ Essen/Trinken	○ Nikotin
○ Schlafmangel	○ Unterzuckerung	○ Wetter
○	○	○
○	○	○
○	○	○

Wetter		**Temperatur**		**Geschlafene Stunden**	

Letzte Mahlzeit		**Getrunkene Liter**	

Vorboten		
○ Stimmungsschwankungen	○ Müdigkeit	○ Heißhunger
○ Konzentrationsstörung	○ Gleichgültigkeit	○ Gereiztheit
○	○	○

Vorher genommene Medikamente	Dosis

Hilfsmaßnahmen	Wirkung			
	○ wenig	○ mittel	○ gut	○ sehr gut
	○ wenig	○ mittel	○ gut	○ sehr gut
	○ wenig	○ mittel	○ gut	○ sehr gut
	○ wenig	○ mittel	○ gut	○ sehr gut

Notizen

Datum		Wochentag	Mo	Di	Mi	Do	Fr	Sa	So

Uhrzeit von		Uhrzeit bis		Dauer	

Intensität	1	2	3	4	5	6	7	8	9	10

Leichte Schmerzen *Starke Schmerzen*

Schmerzart	○ Pulsierend	○ Drückend	○ Dumpf	○ Stechend

Schmerzseite	○ Einseitig	○ Beidseitig

Schmerzposition

Anmerkungen

Begleitsymptome

○ Erbrechen	○ Übelkeit	○ Lärmempfindlichkeit
○ Schwindel	○ Appetitlosigkeit	○ Geruchsempfindlichkeit
○	○	○

Auslöser

○ Alkohol	○ Allergien	○ Koffein
○ Privater Stress	○ Beruflicher Stress	○ Erkältung
○ Flüssigkeitsmangel	○ Gerüche	○ Hormone
○ Hunger	○ Körperl. Anstrengung	○ Lesen
○ Menstruation	○ Medikamente	○ Licht
○ Müdigkeit	○ Essen/Trinken	○ Nikotin
○ Schlafmangel	○ Unterzuckerung	○ Wetter
○	○	○
○	○	○
○	○	○

Wetter		Temperatur		Geschlafene Stunden	

Letzte Mahlzeit		Getrunkene Liter	

Vorboten		
○ Stimmungsschwankungen	○ Müdigkeit	○ Heißhunger
○ Konzentrationsstörung	○ Gleichgültigkeit	○ Gereiztheit
○	○	○

Vorher genommene Medikamente	Dosis

Hilfsmaßnahmen	Wirkung			
	○ wenig	○ mittel	○ gut	○ sehr gut
	○ wenig	○ mittel	○ gut	○ sehr gut
	○ wenig	○ mittel	○ gut	○ sehr gut
	○ wenig	○ mittel	○ gut	○ sehr gut

Notizen

Datum			**Wochentag**	Mo	Di	Mi	Do	Fr	Sa	So

Uhrzeit von			**Uhrzeit bis**			**Dauer**	

Intensität	1	2	3	4	5	6	7	8	9	10
	Leichte Schmerzen							*Starke Schmerzen*		

Schmerzart	○ Pulsierend	○ Drückend	○ Dumpf	○ Stechend

Schmerzseite	○ Einseitig	○ Beidseitig

Schmerzposition	Anmerkungen

Begleitsymptome

○ Erbrechen	○ Übelkeit	○ Lärmempfindlichkeit
○ Schwindel	○ Appetitlosigkeit	○ Geruchsempfindlichkeit
○	○	○

Auslöser

○ Alkohol	○ Allergien	○ Koffein
○ Privater Stress	○ Beruflicher Stress	○ Erkältung
○ Flüssigkeitsmangel	○ Gerüche	○ Hormone
○ Hunger	○ Körperl. Anstrengung	○ Lesen
○ Menstruation	○ Medikamente	○ Licht
○ Müdigkeit	○ Essen/Trinken	○ Nikotin
○ Schlafmangel	○ Unterzuckerung	○ Wetter
○	○	○
○	○	○
○	○	○

Wetter		**Temperatur**		**Geschlafene Stunden**	

Letzte Mahlzeit		**Getrunkene Liter**	

Vorboten

○ Stimmungsschwankungen	○ Müdigkeit	○ Heißhunger
○ Konzentrationsstörung	○ Gleichgültigkeit	○ Gereiztheit
○	○	○

Vorher genommene Medikamente	Dosis

Hilfsmaßnahmen	Wirkung			
	○ wenig	○ mittel	○ gut	○ sehr gut
	○ wenig	○ mittel	○ gut	○ sehr gut
	○ wenig	○ mittel	○ gut	○ sehr gut
	○ wenig	○ mittel	○ gut	○ sehr gut

Notizen

Datum		Wochentag	Mo	Di	Mi	Do	Fr	Sa	So

Uhrzeit von		Uhrzeit bis		Dauer	

Intensität	1	2	3	4	5	6	7	8	9	10
	Leichte Schmerzen							*Starke Schmerzen*		

Schmerzart　○ Pulsierend　○ Drückend　○ Dumpf　○ Stechend

Schmerzseite　○ Einseitig　　　　　○ Beidseitig

Schmerzposition

Anmerkungen

Begleitsymptome

○ Erbrechen　　○ Übelkeit　　　　○ Lärmempfindlichkeit
○ Schwindel　　○ Appetitlosigkeit　○ Geruchsempfindlichkeit
○　　　　　　　○　　　　　　　　　○

Auslöser

○ Alkohol　　　　　○ Allergien　　　　　　○ Koffein
○ Privater Stress　　○ Beruflicher Stress　　○ Erkältung
○ Flüssigkeitsmangel　○ Gerüche　　　　　○ Hormone
○ Hunger　　　　　○ Körperl. Anstrengung　○ Lesen
○ Menstruation　　　○ Medikamente　　　　○ Licht
○ Müdigkeit　　　　○ Essen/Trinken　　　　○ Nikotin
○ Schlafmangel　　　○ Unterzuckerung　　　○ Wetter
○　　　　　　　　　○　　　　　　　　　　○
○　　　　　　　　　○　　　　　　　　　　○
○　　　　　　　　　○　　　　　　　　　　○

Wetter		Temperatur		Geschlafene Stunden	

Letzte Mahlzeit		Getrunkene Liter	

Vorboten		
○ Stimmungsschwankungen	○ Müdigkeit	○ Heißhunger
○ Konzentrationsstörung	○ Gleichgültigkeit	○ Gereiztheit
○	○	○

Vorher genommene Medikamente	Dosis

Hilfsmaßnahmen	Wirkung			
	○ wenig	○ mittel	○ gut	○ sehr gut
	○ wenig	○ mittel	○ gut	○ sehr gut
	○ wenig	○ mittel	○ gut	○ sehr gut
	○ wenig	○ mittel	○ gut	○ sehr gut

Notizen

Datum			Wochentag	Mo	Di	Mi	Do	Fr	Sa	So

Uhrzeit von			Uhrzeit bis			Dauer	

Intensität	1	2	3	4	5	6	7	8	9	10

Leichte Schmerzen *Starke Schmerzen*

Schmerzart	○ Pulsierend	○ Drückend	○ Dumpf	○ Stechend

Schmerzseite	○ Einseitig	○ Beidseitig

Schmerzposition

Anmerkungen

Begleitsymptome

○ Erbrechen	○ Übelkeit	○ Lärmempfindlichkeit
○ Schwindel	○ Appetitlosigkeit	○ Geruchsempfindlichkeit
○	○	○

Auslöser

○ Alkohol	○ Allergien	○ Koffein
○ Privater Stress	○ Beruflicher Stress	○ Erkältung
○ Flüssigkeitsmangel	○ Gerüche	○ Hormone
○ Hunger	○ Körperl. Anstrengung	○ Lesen
○ Menstruation	○ Medikamente	○ Licht
○ Müdigkeit	○ Essen/Trinken	○ Nikotin
○ Schlafmangel	○ Unterzuckerung	○ Wetter
○	○	○
○	○	○
○	○	○

Wetter		Temperatur		Geschlafene Stunden	

Letzte Mahlzeit		Getrunkene Liter	

Vorboten		
○ Stimmungsschwankungen	○ Müdigkeit	○ Heißhunger
○ Konzentrationsstörung	○ Gleichgültigkeit	○ Gereiztheit
○	○	○

Vorher genommene Medikamente	Dosis

Hilfsmaßnahmen	Wirkung			
	○ wenig	○ mittel	○ gut	○ sehr gut
	○ wenig	○ mittel	○ gut	○ sehr gut
	○ wenig	○ mittel	○ gut	○ sehr gut
	○ wenig	○ mittel	○ gut	○ sehr gut

Notizen

Datum		Wochentag	Mo	Di	Mi	Do	Fr	Sa	So

Uhrzeit von		Uhrzeit bis		Dauer	

Intensität	1	2	3	4	5	6	7	8	9	10
	Leichte Schmerzen							*Starke Schmerzen*		

Schmerzart   ○ Pulsierend   ○ Drückend   ○ Dumpf   ○ Stechend

Schmerzseite   ○ Einseitig   ○ Beidseitig

Schmerzposition

Anmerkungen

Begleitsymptome

○ Erbrechen	○ Übelkeit	○ Lärmempfindlichkeit
○ Schwindel	○ Appetitlosigkeit	○ Geruchsempfindlichkeit
○	○	○

Auslöser

○ Alkohol	○ Allergien	○ Koffein
○ Privater Stress	○ Beruflicher Stress	○ Erkältung
○ Flüssigkeitsmangel	○ Gerüche	○ Hormone
○ Hunger	○ Körperl. Anstrengung	○ Lesen
○ Menstruation	○ Medikamente	○ Licht
○ Müdigkeit	○ Essen/Trinken	○ Nikotin
○ Schlafmangel	○ Unterzuckerung	○ Wetter
○	○	○
○	○	○
○	○	○

Wetter		Temperatur		Geschlafene Stunden	

Letzte Mahlzeit		Getrunkene Liter	

Vorboten		
○ Stimmungsschwankungen	○ Müdigkeit	○ Heißhunger
○ Konzentrationsstörung	○ Gleichgültigkeit	○ Gereiztheit
○	○	○

Vorher genommene Medikamente	Dosis

Hilfsmaßnahmen	Wirkung			
	○ wenig	○ mittel	○ gut	○ sehr gut
	○ wenig	○ mittel	○ gut	○ sehr gut
	○ wenig	○ mittel	○ gut	○ sehr gut
	○ wenig	○ mittel	○ gut	○ sehr gut

Notizen

Datum		Wochentag	Mo	Di	Mi	Do	Fr	Sa	So

Uhrzeit von		Uhrzeit bis		Dauer	

Intensität	1	2	3	4	5	6	7	8	9	10

Leichte Schmerzen   *Starke Schmerzen*

Schmerzart   ○ Pulsierend   ○ Drückend   ○ Dumpf   ○ Stechend

Schmerzseite   ○ Einseitig   ○ Beidseitig

Schmerzposition	Anmerkungen

Begleitsymptome

○ Erbrechen	○ Übelkeit	○ Lärmempfindlichkeit
○ Schwindel	○ Appetitlosigkeit	○ Geruchsempfindlichkeit
○	○	○

Auslöser

○ Alkohol	○ Allergien	○ Koffein
○ Privater Stress	○ Beruflicher Stress	○ Erkältung
○ Flüssigkeitsmangel	○ Gerüche	○ Hormone
○ Hunger	○ Körperl. Anstrengung	○ Lesen
○ Menstruation	○ Medikamente	○ Licht
○ Müdigkeit	○ Essen/Trinken	○ Nikotin
○ Schlafmangel	○ Unterzuckerung	○ Wetter
○	○	○
○	○	○
○	○	○

Wetter		Temperatur		Geschlafene Stunden	

Letzte Mahlzeit		Getrunkene Liter	

Vorboten		
○ Stimmungsschwankungen	○ Müdigkeit	○ Heißhunger
○ Konzentrationsstörung	○ Gleichgültigkeit	○ Gereiztheit
○	○	○

Vorher genommene Medikamente	Dosis

Hilfsmaßnahmen	Wirkung			
	○ wenig	○ mittel	○ gut	○ sehr gut
	○ wenig	○ mittel	○ gut	○ sehr gut
	○ wenig	○ mittel	○ gut	○ sehr gut
	○ wenig	○ mittel	○ gut	○ sehr gut

Notizen

Datum		Wochentag	Mo	Di	Mi	Do	Fr	Sa	So

Uhrzeit von		Uhrzeit bis		Dauer	

Intensität	1	2	3	4	5	6	7	8	9	10

Leichte Schmerzen   *Starke Schmerzen*

Schmerzart   ○ Pulsierend   ○ Drückend   ○ Dumpf   ○ Stechend

Schmerzseite   ○ Einseitig   ○ Beidseitig

Schmerzposition	Anmerkungen

Begleitsymptome

○ Erbrechen   ○ Übelkeit   ○ Lärmempfindlichkeit

○ Schwindel   ○ Appetitlosigkeit   ○ Geruchsempfindlichkeit

○   ○   ○

Auslöser

○ Alkohol   ○ Allergien   ○ Koffein

○ Privater Stress   ○ Beruflicher Stress   ○ Erkältung

○ Flüssigkeitsmangel   ○ Gerüche   ○ Hormone

○ Hunger   ○ Körperl. Anstrengung   ○ Lesen

○ Menstruation   ○ Medikamente   ○ Licht

○ Müdigkeit   ○ Essen/Trinken   ○ Nikotin

○ Schlafmangel   ○ Unterzuckerung   ○ Wetter

○   ○   ○

○   ○   ○

○   ○   ○

Wetter		Temperatur		Geschlafene Stunden	

Letzte Mahlzeit		Getrunkene Liter	

Vorboten

- ○ Stimmungsschwankungen
- ○ Konzentrationsstörung
- ○

- ○ Müdigkeit
- ○ Gleichgültigkeit
- ○

- ○ Heißhunger
- ○ Gereiztheit
- ○

Vorher genommene Medikamente	Dosis

Hilfsmaßnahmen	Wirkung
	○ wenig ○ mittel ○ gut ○ sehr gut
	○ wenig ○ mittel ○ gut ○ sehr gut
	○ wenig ○ mittel ○ gut ○ sehr gut
	○ wenig ○ mittel ○ gut ○ sehr gut

Notizen

Datum		Wochentag	Mo	Di	Mi	Do	Fr	Sa	So

Uhrzeit von		Uhrzeit bis		Dauer	

Intensität	1	2	3	4	5	6	7	8	9	10

Leichte Schmerzen   *Starke Schmerzen*

Schmerzart	○ Pulsierend	○ Drückend	○ Dumpf	○ Stechend

Schmerzseite	○ Einseitig	○ Beidseitig

Schmerzposition

Anmerkungen

Begleitsymptome

○ Erbrechen	○ Übelkeit	○ Lärmempfindlichkeit
○ Schwindel	○ Appetitlosigkeit	○ Geruchsempfindlichkeit
○	○	○

Auslöser

○ Alkohol	○ Allergien	○ Koffein
○ Privater Stress	○ Beruflicher Stress	○ Erkältung
○ Flüssigkeitsmangel	○ Gerüche	○ Hormone
○ Hunger	○ Körperl. Anstrengung	○ Lesen
○ Menstruation	○ Medikamente	○ Licht
○ Müdigkeit	○ Essen/Trinken	○ Nikotin
○ Schlafmangel	○ Unterzuckerung	○ Wetter
○	○	○
○	○	○
○	○	○

Wetter		Temperatur		Geschlafene Stunden	

Letzte Mahlzeit		Getrunkene Liter	

	Vorboten	
○ Stimmungsschwankungen	○ Müdigkeit	○ Heißhunger
○ Konzentrationsstörung	○ Gleichgültigkeit	○ Gereiztheit
○	○	○

Vorher genommene Medikamente	Dosis

Hilfsmaßnahmen	Wirkung
	○ wenig ○ mittel ○ gut ○ sehr gut
	○ wenig ○ mittel ○ gut ○ sehr gut
	○ wenig ○ mittel ○ gut ○ sehr gut
	○ wenig ○ mittel ○ gut ○ sehr gut

Notizen

Datum		Wochentag	Mo	Di	Mi	Do	Fr	Sa	So

Uhrzeit von		Uhrzeit bis		Dauer	

Intensität	1	2	3	4	5	6	7	8	9	10

Leichte Schmerzen   *Starke Schmerzen*

Schmerzart	○ Pulsierend	○ Drückend	○ Dumpf	○ Stechend

Schmerzseite	○ Einseitig	○ Beidseitig

Schmerzposition

Anmerkungen

Begleitsymptome

○ Erbrechen   ○ Übelkeit   ○ Lärmempfindlichkeit

○ Schwindel   ○ Appetitlosigkeit   ○ Geruchsempfindlichkeit

○   ○   ○

Auslöser

○ Alkohol   ○ Allergien   ○ Koffein

○ Privater Stress   ○ Beruflicher Stress   ○ Erkältung

○ Flüssigkeitsmangel ○ Gerüche   ○ Hormone

○ Hunger   ○ Körperl. Anstrengung ○ Lesen

○ Menstruation   ○ Medikamente   ○ Licht

○ Müdigkeit   ○ Essen/Trinken   ○ Nikotin

○ Schlafmangel   ○ Unterzuckerung   ○ Wetter

○   ○   ○

○   ○   ○

○   ○   ○

Wetter		Temperatur		Geschlafene Stunden	

Letzte Mahlzeit		Getrunkene Liter	

Vorboten		
○ Stimmungsschwankungen	○ Müdigkeit	○ Heißhunger
○ Konzentrationsstörung	○ Gleichgültigkeit	○ Gereiztheit
○	○	○

Vorher genommene Medikamente	Dosis

Hilfsmaßnahmen	Wirkung			
	○ wenig	○ mittel	○ gut	○ sehr gut
	○ wenig	○ mittel	○ gut	○ sehr gut
	○ wenig	○ mittel	○ gut	○ sehr gut
	○ wenig	○ mittel	○ gut	○ sehr gut

Notizen

Datum		Wochentag	Mo	Di	Mi	Do	Fr	Sa	So

Uhrzeit von		Uhrzeit bis		Dauer	

Intensität	1	2	3	4	5	6	7	8	9	10

Leichte Schmerzen   *Starke Schmerzen*

Schmerzart	○ Pulsierend	○ Drückend	○ Dumpf	○ Stechend

Schmerzseite	○ Einseitig	○ Beidseitig

Schmerzposition	Anmerkungen

Begleitsymptome

○ Erbrechen	○ Übelkeit	○ Lärmempfindlichkeit
○ Schwindel	○ Appetitlosigkeit	○ Geruchsempfindlichkeit
○	○	○

Auslöser

○ Alkohol	○ Allergien	○ Koffein
○ Privater Stress	○ Beruflicher Stress	○ Erkältung
○ Flüssigkeitsmangel	○ Gerüche	○ Hormone
○ Hunger	○ Körperl. Anstrengung	○ Lesen
○ Menstruation	○ Medikamente	○ Licht
○ Müdigkeit	○ Essen/Trinken	○ Nikotin
○ Schlafmangel	○ Unterzuckerung	○ Wetter
○	○	○
○	○	○
○	○	○

Wetter		Temperatur		Geschlafene Stunden	

Letzte Mahlzeit		Getrunkene Liter	

Vorboten		
○ Stimmungsschwankungen	○ Müdigkeit	○ Heißhunger
○ Konzentrationsstörung	○ Gleichgültigkeit	○ Gereiztheit
○	○	○

Vorher genommene Medikamente	Dosis

Hilfsmaßnahmen	Wirkung			
	○ wenig	○ mittel	○ gut	○ sehr gut
	○ wenig	○ mittel	○ gut	○ sehr gut
	○ wenig	○ mittel	○ gut	○ sehr gut
	○ wenig	○ mittel	○ gut	○ sehr gut

Notizen

Datum		Wochentag	Mo	Di	Mi	Do	Fr	Sa	So

Uhrzeit von		Uhrzeit bis		Dauer	

Intensität	1	2	3	4	5	6	7	8	9	10
	Leichte Schmerzen							*Starke Schmerzen*		

Schmerzart	○ Pulsierend	○ Drückend	○ Dumpf	○ Stechend

Schmerzseite	○ Einseitig	○ Beidseitig

Schmerzposition

Anmerkungen

Begleitsymptome

○ Erbrechen	○ Übelkeit	○ Lärmempfindlichkeit
○ Schwindel	○ Appetitlosigkeit	○ Geruchsempfindlichkeit
○	○	○

Auslöser

○ Alkohol	○ Allergien	○ Koffein
○ Privater Stress	○ Beruflicher Stress	○ Erkältung
○ Flüssigkeitsmangel	○ Gerüche	○ Hormone
○ Hunger	○ Körperl. Anstrengung	○ Lesen
○ Menstruation	○ Medikamente	○ Licht
○ Müdigkeit	○ Essen/Trinken	○ Nikotin
○ Schlafmangel	○ Unterzuckerung	○ Wetter
○	○	○
○	○	○
○	○	○

Wetter		Temperatur		Geschlafene Stunden	

Letzte Mahlzeit		Getrunkene Liter	

Vorboten		
○ Stimmungsschwankungen	○ Müdigkeit	○ Heißhunger
○ Konzentrationsstörung	○ Gleichgültigkeit	○ Gereiztheit
○	○	○

Vorher genommene Medikamente	Dosis

Hilfsmaßnahmen	Wirkung			
	○ wenig	○ mittel	○ gut	○ sehr gut
	○ wenig	○ mittel	○ gut	○ sehr gut
	○ wenig	○ mittel	○ gut	○ sehr gut
	○ wenig	○ mittel	○ gut	○ sehr gut

Notizen

Datum		Wochentag	Mo	Di	Mi	Do	Fr	Sa	So

Uhrzeit von		Uhrzeit bis		Dauer	

Intensität	1	2	3	4	5	6	7	8	9	10

Leichte Schmerzen   *Starke Schmerzen*

Schmerzart   ○ Pulsierend   ○ Drückend   ○ Dumpf   ○ Stechend

Schmerzseite   ○ Einseitig   ○ Beidseitig

Schmerzposition

Anmerkungen

Begleitsymptome

○ Erbrechen   ○ Übelkeit   ○ Lärmempfindlichkeit
○ Schwindel   ○ Appetitlosigkeit   ○ Geruchsempfindlichkeit
○   ○   ○

Auslöser

○ Alkohol	○ Allergien	○ Koffein
○ Privater Stress	○ Beruflicher Stress	○ Erkältung
○ Flüssigkeitsmangel	○ Gerüche	○ Hormone
○ Hunger	○ Körperl. Anstrengung	○ Lesen
○ Menstruation	○ Medikamente	○ Licht
○ Müdigkeit	○ Essen/Trinken	○ Nikotin
○ Schlafmangel	○ Unterzuckerung	○ Wetter
○	○	○
○	○	○
○	○	○

Wetter		Temperatur		Geschlafene Stunden	

Letzte Mahlzeit		Getrunkene Liter	

Vorboten

○ Stimmungsschwankungen	○ Müdigkeit	○ Heißhunger
○ Konzentrationsstörung	○ Gleichgültigkeit	○ Gereiztheit
○	○	○

Vorher genommene Medikamente	Dosis

Hilfsmaßnahmen	Wirkung			
	○ wenig	○ mittel	○ gut	○ sehr gut
	○ wenig	○ mittel	○ gut	○ sehr gut
	○ wenig	○ mittel	○ gut	○ sehr gut
	○ wenig	○ mittel	○ gut	○ sehr gut

Notizen

Datum			Wochentag	Mo	Di	Mi	Do	Fr	Sa	So

Uhrzeit von		Uhrzeit bis		Dauer	

Intensität	1	2	3	4	5	6	7	8	9	10

Leichte Schmerzen   *Starke Schmerzen*

Schmerzart	○ Pulsierend	○ Drückend	○ Dumpf	○ Stechend

Schmerzseite	○ Einseitig	○ Beidseitig

Schmerzposition	Anmerkungen

Begleitsymptome

○ Erbrechen	○ Übelkeit	○ Lärmempfindlichkeit
○ Schwindel	○ Appetitlosigkeit	○ Geruchsempfindlichkeit
○	○	○

Auslöser

○ Alkohol	○ Allergien	○ Koffein
○ Privater Stress	○ Beruflicher Stress	○ Erkältung
○ Flüssigkeitsmangel	○ Gerüche	○ Hormone
○ Hunger	○ Körperl. Anstrengung	○ Lesen
○ Menstruation	○ Medikamente	○ Licht
○ Müdigkeit	○ Essen/Trinken	○ Nikotin
○ Schlafmangel	○ Unterzuckerung	○ Wetter
○	○	○
○	○	○
○	○	○

Wetter		Temperatur		Geschlafene Stunden	

Letzte Mahlzeit		Getrunkene Liter	

Vorboten

○ Stimmungsschwankungen	○ Müdigkeit	○ Heißhunger
○ Konzentrationsstörung	○ Gleichgültigkeit	○ Gereiztheit
○	○	○

Vorher genommene Medikamente	Dosis

Hilfsmaßnahmen	Wirkung			
	○ wenig	○ mittel	○ gut	○ sehr gut
	○ wenig	○ mittel	○ gut	○ sehr gut
	○ wenig	○ mittel	○ gut	○ sehr gut
	○ wenig	○ mittel	○ gut	○ sehr gut

Notizen

Datum		Wochentag	Mo	Di	Mi	Do	Fr	Sa	So

Uhrzeit von		Uhrzeit bis		Dauer	

Intensität	1	2	3	4	5	6	7	8	9	10

Leichte Schmerzen   *Starke Schmerzen*

Schmerzart ○ Pulsierend ○ Drückend ○ Dumpf ○ Stechend

Schmerzseite ○ Einseitig ○ Beidseitig

Schmerzposition

Anmerkungen

Begleitsymptome

○ Erbrechen	○ Übelkeit	○ Lärmempfindlichkeit
○ Schwindel	○ Appetitlosigkeit	○ Geruchsempfindlichkeit
○	○	○

Auslöser

○ Alkohol	○ Allergien	○ Koffein
○ Privater Stress	○ Beruflicher Stress	○ Erkältung
○ Flüssigkeitsmangel	○ Gerüche	○ Hormone
○ Hunger	○ Körperl. Anstrengung	○ Lesen
○ Menstruation	○ Medikamente	○ Licht
○ Müdigkeit	○ Essen/Trinken	○ Nikotin
○ Schlafmangel	○ Unterzuckerung	○ Wetter
○	○	○
○	○	○
○	○	○

Wetter		Temperatur		Geschlafene Stunden	

Letzte Mahlzeit		Getrunkene Liter	

Vorboten		
○ Stimmungsschwankungen	○ Müdigkeit	○ Heißhunger
○ Konzentrationsstörung	○ Gleichgültigkeit	○ Gereiztheit
○	○	○

Vorher genommene Medikamente	Dosis

Hilfsmaßnahmen	Wirkung			
	○ wenig	○ mittel	○ gut	○ sehr gut
	○ wenig	○ mittel	○ gut	○ sehr gut
	○ wenig	○ mittel	○ gut	○ sehr gut
	○ wenig	○ mittel	○ gut	○ sehr gut

Notizen

Datum		Wochentag	Mo	Di	Mi	Do	Fr	Sa	So

Uhrzeit von		Uhrzeit bis		Dauer	

Intensität	1	2	3	4	5	6	7	8	9	10
	Leichte Schmerzen							*Starke Schmerzen*		

Schmerzart	○ Pulsierend	○ Drückend	○ Dumpf	○ Stechend

Schmerzseite	○ Einseitig	○ Beidseitig

Schmerzposition	Anmerkungen

Begleitsymptome

○ Erbrechen	○ Übelkeit	○ Lärmempfindlichkeit
○ Schwindel	○ Appetitlosigkeit	○ Geruchsempfindlichkeit
○	○	○

Auslöser

○ Alkohol	○ Allergien	○ Koffein
○ Privater Stress	○ Beruflicher Stress	○ Erkältung
○ Flüssigkeitsmangel	○ Gerüche	○ Hormone
○ Hunger	○ Körperl. Anstrengung	○ Lesen
○ Menstruation	○ Medikamente	○ Licht
○ Müdigkeit	○ Essen/Trinken	○ Nikotin
○ Schlafmangel	○ Unterzuckerung	○ Wetter
○	○	○
○	○	○
○	○	○

Wetter		Temperatur		Geschlafene Stunden	

Letzte Mahlzeit		Getrunkene Liter	

Vorboten		
○ Stimmungsschwankungen	○ Müdigkeit	○ Heißhunger
○ Konzentrationsstörung	○ Gleichgültigkeit	○ Gereiztheit
○	○	○

Vorher genommene Medikamente	Dosis

Hilfsmaßnahmen	Wirkung			
	○ wenig	○ mittel	○ gut	○ sehr gut
	○ wenig	○ mittel	○ gut	○ sehr gut
	○ wenig	○ mittel	○ gut	○ sehr gut
	○ wenig	○ mittel	○ gut	○ sehr gut

Notizen

Datum		Wochentag	Mo	Di	Mi	Do	Fr	Sa	So

Uhrzeit von		Uhrzeit bis		Dauer	

Intensität	1	2	3	4	5	6	7	8	9	10

Leichte Schmerzen   *Starke Schmerzen*

Schmerzart	○ Pulsierend	○ Drückend	○ Dumpf	○ Stechend

Schmerzseite	○ Einseitig	○ Beidseitig

Schmerzposition

Anmerkungen

Begleitsymptome

○ Erbrechen	○ Übelkeit	○ Lärmempfindlichkeit
○ Schwindel	○ Appetitlosigkeit	○ Geruchsempfindlichkeit
○	○	○

Auslöser

○ Alkohol	○ Allergien	○ Koffein
○ Privater Stress	○ Beruflicher Stress	○ Erkältung
○ Flüssigkeitsmangel	○ Gerüche	○ Hormone
○ Hunger	○ Körperl. Anstrengung	○ Lesen
○ Menstruation	○ Medikamente	○ Licht
○ Müdigkeit	○ Essen/Trinken	○ Nikotin
○ Schlafmangel	○ Unterzuckerung	○ Wetter
○	○	○
○	○	○
○	○	○

Wetter		Temperatur		Geschlafene Stunden	

Letzte Mahlzeit		Getrunkene Liter	

Vorboten

○	Stimmungsschwankungen	○	Müdigkeit	○	Heißhunger
○	Konzentrationsstörung	○	Gleichgültigkeit	○	Gereiztheit
○		○		○	

Vorher genommene Medikamente	Dosis

Hilfsmaßnahmen	Wirkung						
	○ wenig	○ mittel	○ gut	○ sehr gut
	○ wenig	○ mittel	○ gut	○ sehr gut
	○ wenig	○ mittel	○ gut	○ sehr gut
	○ wenig	○ mittel	○ gut	○ sehr gut

Notizen

Datum		**Wochentag**	Mo	Di	Mi	Do	Fr	Sa	So

Uhrzeit von		**Uhrzeit bis**			**Dauer**	

Intensität	1	2	3	4	5	6	7	8	9	10
	Leichte Schmerzen							*Starke Schmerzen*		

Schmerzart	○ Pulsierend	○ Drückend	○ Dumpf	○ Stechend

Schmerzseite	○ Einseitig	○ Beidseitig

Schmerzposition	**Anmerkungen**

Begleitsymptome

○ Erbrechen	○ Übelkeit	○ Lärmempfindlichkeit
○ Schwindel	○ Appetitlosigkeit	○ Geruchsempfindlichkeit
○	○	○

Auslöser

○ Alkohol	○ Allergien	○ Koffein
○ Privater Stress	○ Beruflicher Stress	○ Erkältung
○ Flüssigkeitsmangel	○ Gerüche	○ Hormone
○ Hunger	○ Körperl. Anstrengung	○ Lesen
○ Menstruation	○ Medikamente	○ Licht
○ Müdigkeit	○ Essen/Trinken	○ Nikotin
○ Schlafmangel	○ Unterzuckerung	○ Wetter
○	○	○
○	○	○
○	○	○

Wetter		**Temperatur**		**Geschlafene Stunden**	

Letzte Mahlzeit		**Getrunkene Liter**	

Vorboten		
○ Stimmungsschwankungen	○ Müdigkeit	○ Heißhunger
○ Konzentrationsstörung	○ Gleichgültigkeit	○ Gereiztheit
○	○	○

Vorher genommene Medikamente	Dosis

Hilfsmaßnahmen	Wirkung			
	○ wenig	○ mittel	○ gut	○ sehr gut
	○ wenig	○ mittel	○ gut	○ sehr gut
	○ wenig	○ mittel	○ gut	○ sehr gut
	○ wenig	○ mittel	○ gut	○ sehr gut

Notizen

Datum		Wochentag	Mo	Di	Mi	Do	Fr	Sa	So

Uhrzeit von		Uhrzeit bis		Dauer	

Intensität	1	2	3	4	5	6	7	8	9	10

Leichte Schmerzen   *Starke Schmerzen*

Schmerzart	○ Pulsierend	○ Drückend	○ Dumpf	○ Stechend

Schmerzseite	○ Einseitig	○ Beidseitig

Schmerzposition

Anmerkungen

Begleitsymptome

○ Erbrechen	○ Übelkeit	○ Lärmempfindlichkeit
○ Schwindel	○ Appetitlosigkeit	○ Geruchsempfindlichkeit
○	○	○

Auslöser

○ Alkohol	○ Allergien	○ Koffein
○ Privater Stress	○ Beruflicher Stress	○ Erkältung
○ Flüssigkeitsmangel	○ Gerüche	○ Hormone
○ Hunger	○ Körperl. Anstrengung	○ Lesen
○ Menstruation	○ Medikamente	○ Licht
○ Müdigkeit	○ Essen/Trinken	○ Nikotin
○ Schlafmangel	○ Unterzuckerung	○ Wetter
○	○	○
○	○	○
○	○	○

Wetter		Temperatur		Geschlafene Stunden	

Letzte Mahlzeit		Getrunkene Liter	

Vorboten		
○ Stimmungsschwankungen	○ Müdigkeit	○ Heißhunger
○ Konzentrationsstörung	○ Gleichgültigkeit	○ Gereiztheit
○	○	○

Vorher genommene Medikamente	Dosis

Hilfsmaßnahmen	Wirkung			
	○ wenig	○ mittel	○ gut	○ sehr gut
	○ wenig	○ mittel	○ gut	○ sehr gut
	○ wenig	○ mittel	○ gut	○ sehr gut
	○ wenig	○ mittel	○ gut	○ sehr gut

Notizen

Datum		Wochentag	Mo	Di	Mi	Do	Fr	Sa	So

Uhrzeit von		Uhrzeit bis		Dauer	

Intensität	1	2	3	4	5	6	7	8	9	10

Leichte Schmerzen   *Starke Schmerzen*

Schmerzart	○ Pulsierend	○ Drückend	○ Dumpf	○ Stechend

Schmerzseite	○ Einseitig	○ Beidseitig

Schmerzposition	Anmerkungen

Begleitsymptome

○ Erbrechen	○ Übelkeit	○ Lärmempfindlichkeit
○ Schwindel	○ Appetitlosigkeit	○ Geruchsempfindlichkeit
○	○	○

Auslöser

○ Alkohol	○ Allergien	○ Koffein
○ Privater Stress	○ Beruflicher Stress	○ Erkältung
○ Flüssigkeitsmangel	○ Gerüche	○ Hormone
○ Hunger	○ Körperl. Anstrengung	○ Lesen
○ Menstruation	○ Medikamente	○ Licht
○ Müdigkeit	○ Essen/Trinken	○ Nikotin
○ Schlafmangel	○ Unterzuckerung	○ Wetter
○	○	○
○	○	○
○	○	○

Wetter		Temperatur		Geschlafene Stunden	

Letzte Mahlzeit		Getrunkene Liter	

Vorboten		
○ Stimmungsschwankungen	○ Müdigkeit	○ Heißhunger
○ Konzentrationsstörung	○ Gleichgültigkeit	○ Gereiztheit
○	○	○

Vorher genommene Medikamente	Dosis

Hilfsmaßnahmen	Wirkung			
	○ wenig	○ mittel	○ gut	○ sehr gut
	○ wenig	○ mittel	○ gut	○ sehr gut
	○ wenig	○ mittel	○ gut	○ sehr gut
	○ wenig	○ mittel	○ gut	○ sehr gut

Notizen

Datum		**Wochentag**	Mo	Di	Mi	Do	Fr	Sa	So

Uhrzeit von		**Uhrzeit bis**		**Dauer**	

Intensität	1	2	3	4	5	6	7	8	9	10

Leichte Schmerzen *Starke Schmerzen*

Schmerzart	○ Pulsierend	○ Drückend	○ Dumpf	○ Stechend

Schmerzseite	○ Einseitig	○ Beidseitig

Schmerzposition	**Anmerkungen**

Begleitsymptome

○ Erbrechen	○ Übelkeit	○ Lärmempfindlichkeit
○ Schwindel	○ Appetitlosigkeit	○ Geruchsempfindlichkeit
○	○	○

Auslöser

○ Alkohol	○ Allergien	○ Koffein
○ Privater Stress	○ Beruflicher Stress	○ Erkältung
○ Flüssigkeitsmangel	○ Gerüche	○ Hormone
○ Hunger	○ Körperl. Anstrengung	○ Lesen
○ Menstruation	○ Medikamente	○ Licht
○ Müdigkeit	○ Essen/Trinken	○ Nikotin
○ Schlafmangel	○ Unterzuckerung	○ Wetter
○	○	○
○	○	○
○	○	○

Wetter		**Temperatur**		**Geschlafene Stunden**	

Letzte Mahlzeit		**Getrunkene Liter**	

Vorboten		
○ Stimmungsschwankungen	○ Müdigkeit	○ Heißhunger
○ Konzentrationsstörung	○ Gleichgültigkeit	○ Gereiztheit
○	○	○

Vorher genommene Medikamente	Dosis

Hilfsmaßnahmen	Wirkung			
	○ wenig	○ mittel	○ gut	○ sehr gut
	○ wenig	○ mittel	○ gut	○ sehr gut
	○ wenig	○ mittel	○ gut	○ sehr gut
	○ wenig	○ mittel	○ gut	○ sehr gut

Notizen

Datum		Wochentag	Mo	Di	Mi	Do	Fr	Sa	So

Uhrzeit von		Uhrzeit bis		Dauer	

Intensität	1	2	3	4	5	6	7	8	9	10

Leichte Schmerzen   *Starke Schmerzen*

Schmerzart   ○ Pulsierend   ○ Drückend   ○ Dumpf   ○ Stechend

Schmerzseite   ○ Einseitig   ○ Beidseitig

Schmerzposition	Anmerkungen

Begleitsymptome

○ Erbrechen	○ Übelkeit	○ Lärmempfindlichkeit
○ Schwindel	○ Appetitlosigkeit	○ Geruchsempfindlichkeit
○	○	○

Auslöser

○ Alkohol	○ Allergien	○ Koffein
○ Privater Stress	○ Beruflicher Stress	○ Erkältung
○ Flüssigkeitsmangel	○ Gerüche	○ Hormone
○ Hunger	○ Körperl. Anstrengung	○ Lesen
○ Menstruation	○ Medikamente	○ Licht
○ Müdigkeit	○ Essen/Trinken	○ Nikotin
○ Schlafmangel	○ Unterzuckerung	○ Wetter
○	○	○
○	○	○
○	○	○

Wetter		Temperatur		Geschlafene Stunden	

Letzte Mahlzeit		Getrunkene Liter	

Vorboten		
○ Stimmungsschwankungen	○ Müdigkeit	○ Heißhunger
○ Konzentrationsstörung	○ Gleichgültigkeit	○ Gereiztheit
○	○	○

Vorher genommene Medikamente	Dosis

Hilfsmaßnahmen	Wirkung			
	○ wenig	○ mittel	○ gut	○ sehr gut
	○ wenig	○ mittel	○ gut	○ sehr gut
	○ wenig	○ mittel	○ gut	○ sehr gut
	○ wenig	○ mittel	○ gut	○ sehr gut

Notizen

Datum		**Wochentag**	Mo	Di	Mi	Do	Fr	Sa	So

Uhrzeit von		**Uhrzeit bis**		**Dauer**	

Intensität	1	2	3	4	5	6	7	8	9	10
	Leichte Schmerzen								*Starke Schmerzen*	

Schmerzart	○ Pulsierend	○ Drückend	○ Dumpf	○ Stechend

Schmerzseite	○ Einseitig	○ Beidseitig

Schmerzposition	**Anmerkungen**

Begleitsymptome

○ Erbrechen	○ Übelkeit	○ Lärmempfindlichkeit
○ Schwindel	○ Appetitlosigkeit	○ Geruchsempfindlichkeit
○	○	○

Auslöser

○ Alkohol	○ Allergien	○ Koffein
○ Privater Stress	○ Beruflicher Stress	○ Erkältung
○ Flüssigkeitsmangel	○ Gerüche	○ Hormone
○ Hunger	○ Körperl. Anstrengung	○ Lesen
○ Menstruation	○ Medikamente	○ Licht
○ Müdigkeit	○ Essen/Trinken	○ Nikotin
○ Schlafmangel	○ Unterzuckerung	○ Wetter
○	○	○
○	○	○
○	○	○

Wetter		**Temperatur**		**Geschlafene Stunden**	

Letzte Mahlzeit		**Getrunkene Liter**	

Vorboten		
○ Stimmungsschwankungen	○ Müdigkeit	○ Heißhunger
○ Konzentrationsstörung	○ Gleichgültigkeit	○ Gereiztheit
○	○	○

Vorher genommene Medikamente	Dosis

Hilfsmaßnahmen	Wirkung			
	○ wenig	○ mittel	○ gut	○ sehr gut
	○ wenig	○ mittel	○ gut	○ sehr gut
	○ wenig	○ mittel	○ gut	○ sehr gut
	○ wenig	○ mittel	○ gut	○ sehr gut

Notizen

Datum		**Wochentag**	Mo	Di	Mi	Do	Fr	Sa	So

Uhrzeit von		**Uhrzeit bis**		**Dauer**	

Intensität	1	2	3	4	5	6	7	8	9	10

Leichte Schmerzen *Starke Schmerzen*

Schmerzart ○ Pulsierend ○ Drückend ○ Dumpf ○ Stechend

Schmerzseite ○ Einseitig ○ Beidseitig

Schmerzposition	**Anmerkungen**

Begleitsymptome

○ Erbrechen ○ Übelkeit ○ Lärmempfindlichkeit
○ Schwindel ○ Appetitlosigkeit ○ Geruchsempfindlichkeit
○ ○ ○

Auslöser

○ Alkohol ○ Allergien ○ Koffein
○ Privater Stress ○ Beruflicher Stress ○ Erkältung
○ Flüssigkeitsmangel ○ Gerüche ○ Hormone
○ Hunger ○ Körperl. Anstrengung ○ Lesen
○ Menstruation ○ Medikamente ○ Licht
○ Müdigkeit ○ Essen/Trinken ○ Nikotin
○ Schlafmangel ○ Unterzuckerung ○ Wetter
○ ○ ○
○ ○ ○
○ ○ ○

Wetter		**Temperatur**		**Geschlafene Stunden**	

Letzte Mahlzeit		**Getrunkene Liter**	

Vorboten		
○ Stimmungsschwankungen	○ Müdigkeit	○ Heißhunger
○ Konzentrationsstörung	○ Gleichgültigkeit	○ Gereiztheit
○	○	○

Vorher genommene Medikamente	Dosis

Hilfsmaßnahmen	Wirkung			
	○ wenig	○ mittel	○ gut	○ sehr gut
	○ wenig	○ mittel	○ gut	○ sehr gut
	○ wenig	○ mittel	○ gut	○ sehr gut
	○ wenig	○ mittel	○ gut	○ sehr gut

Notizen

Datum		**Wochentag**	Mo	Di	Mi	Do	Fr	Sa	So

Uhrzeit von		**Uhrzeit bis**		**Dauer**	

Intensität	1	2	3	4	5	6	7	8	9	10
	Leichte Schmerzen							*Starke Schmerzen*		

Schmerzart	○ Pulsierend	○ Drückend	○ Dumpf	○ Stechend

Schmerzseite	○ Einseitig	○ Beidseitig

Schmerzposition	**Anmerkungen**

Begleitsymptome

○ Erbrechen	○ Übelkeit	○ Lärmempfindlichkeit
○ Schwindel	○ Appetitlosigkeit	○ Geruchsempfindlichkeit
○	○	○

Auslöser

○ Alkohol	○ Allergien	○ Koffein
○ Privater Stress	○ Beruflicher Stress	○ Erkältung
○ Flüssigkeitsmangel	○ Gerüche	○ Hormone
○ Hunger	○ Körperl. Anstrengung	○ Lesen
○ Menstruation	○ Medikamente	○ Licht
○ Müdigkeit	○ Essen/Trinken	○ Nikotin
○ Schlafmangel	○ Unterzuckerung	○ Wetter
○	○	○
○	○	○
○	○	○

Wetter		Temperatur		Geschlafene Stunden	

Letzte Mahlzeit		Getrunkene Liter	

Vorboten

○	Stimmungsschwankungen	○	Müdigkeit	○	Heißhunger
○	Konzentrationsstörung	○	Gleichgültigkeit	○	Gereiztheit
○		○		○	

Vorher genommene Medikamente	Dosis

Hilfsmaßnahmen	Wirkung			
	○ wenig	○ mittel	○ gut	○ sehr gut
	○ wenig	○ mittel	○ gut	○ sehr gut
	○ wenig	○ mittel	○ gut	○ sehr gut
	○ wenig	○ mittel	○ gut	○ sehr gut

Notizen

Datum		Wochentag	Mo	Di	Mi	Do	Fr	Sa	So

Uhrzeit von		Uhrzeit bis		Dauer	

Intensität	1	2	3	4	5	6	7	8	9	10
	Leichte Schmerzen							*Starke Schmerzen*			

Schmerzart ○ Pulsierend   ○ Drückend   ○ Dumpf   ○ Stechend

Schmerzseite ○ Einseitig   ○ Beidseitig

Schmerzposition	Anmerkungen

Begleitsymptome

○ Erbrechen	○ Übelkeit	○ Lärmempfindlichkeit
○ Schwindel	○ Appetitlosigkeit	○ Geruchsempfindlichkeit
○	○	○

Auslöser

○ Alkohol	○ Allergien	○ Koffein
○ Privater Stress	○ Beruflicher Stress	○ Erkältung
○ Flüssigkeitsmangel	○ Gerüche	○ Hormone
○ Hunger	○ Körperl. Anstrengung	○ Lesen
○ Menstruation	○ Medikamente	○ Licht
○ Müdigkeit	○ Essen/Trinken	○ Nikotin
○ Schlafmangel	○ Unterzuckerung	○ Wetter
○	○	○
○	○	○
○	○	○

Wetter		Temperatur		Geschlafene Stunden	

Letzte Mahlzeit		Getrunkene Liter	

Vorboten

○ Stimmungsschwankungen	○ Müdigkeit	○ Heißhunger
○ Konzentrationsstörung	○ Gleichgültigkeit	○ Gereiztheit
○	○	○

Vorher genommene Medikamente	Dosis

Hilfsmaßnahmen	Wirkung			
	○ wenig	○ mittel	○ gut	○ sehr gut
	○ wenig	○ mittel	○ gut	○ sehr gut
	○ wenig	○ mittel	○ gut	○ sehr gut
	○ wenig	○ mittel	○ gut	○ sehr gut

Notizen

Datum		**Wochentag**	Mo	Di	Mi	Do	Fr	Sa	So

Uhrzeit von		**Uhrzeit bis**		**Dauer**	

Intensität	1	2	3	4	5	6	7	8	9	10

Leichte Schmerzen   *Starke Schmerzen*

Schmerzart ○ Pulsierend ○ Drückend ○ Dumpf ○ Stechend

Schmerzseite ○ Einseitig ○ Beidseitig

Schmerzposition	**Anmerkungen**

Begleitsymptome		
○ Erbrechen	○ Übelkeit	○ Lärmempfindlichkeit
○ Schwindel	○ Appetitlosigkeit	○ Geruchsempfindlichkeit
○	○	○

Auslöser		
○ Alkohol	○ Allergien	○ Koffein
○ Privater Stress	○ Beruflicher Stress	○ Erkältung
○ Flüssigkeitsmangel	○ Gerüche	○ Hormone
○ Hunger	○ Körperl. Anstrengung	○ Lesen
○ Menstruation	○ Medikamente	○ Licht
○ Müdigkeit	○ Essen/Trinken	○ Nikotin
○ Schlafmangel	○ Unterzuckerung	○ Wetter
○	○	○
○	○	○
○	○	○

Wetter		**Temperatur**		**Geschlafene Stunden**	

Letzte Mahlzeit		**Getrunkene Liter**	

Vorboten		
○ Stimmungsschwankungen	○ Müdigkeit	○ Heißhunger
○ Konzentrationsstörung	○ Gleichgültigkeit	○ Gereiztheit
○	○	○

Vorher genommene Medikamente	Dosis

Hilfsmaßnahmen	Wirkung			
	○ wenig	○ mittel	○ gut	○ sehr gut
	○ wenig	○ mittel	○ gut	○ sehr gut
	○ wenig	○ mittel	○ gut	○ sehr gut
	○ wenig	○ mittel	○ gut	○ sehr gut

Notizen

Datum		Wochentag	Mo	Di	Mi	Do	Fr	Sa	So

Uhrzeit von		Uhrzeit bis		Dauer	

Intensität	1	2	3	4	5	6	7	8	9	10

Leichte Schmerzen   *Starke Schmerzen*

Schmerzart	○ Pulsierend	○ Drückend	○ Dumpf	○ Stechend

Schmerzseite	○ Einseitig	○ Beidseitig

Schmerzposition	Anmerkungen

Begleitsymptome

○ Erbrechen	○ Übelkeit	○ Lärmempfindlichkeit
○ Schwindel	○ Appetitlosigkeit	○ Geruchsempfindlichkeit
○	○	○

Auslöser

○ Alkohol	○ Allergien	○ Koffein
○ Privater Stress	○ Beruflicher Stress	○ Erkältung
○ Flüssigkeitsmangel	○ Gerüche	○ Hormone
○ Hunger	○ Körperl. Anstrengung	○ Lesen
○ Menstruation	○ Medikamente	○ Licht
○ Müdigkeit	○ Essen/Trinken	○ Nikotin
○ Schlafmangel	○ Unterzuckerung	○ Wetter
○	○	○
○	○	○
○	○	○

Wetter		Temperatur		Geschlafene Stunden	

Letzte Mahlzeit		Getrunkene Liter	

Vorboten

○ Stimmungsschwankungen	○ Müdigkeit	○ Heißhunger
○ Konzentrationsstörung	○ Gleichgültigkeit	○ Gereiztheit
○	○	○

Vorher genommene Medikamente	Dosis

Hilfsmaßnahmen	Wirkung			
	○ wenig	○ mittel	○ gut	○ sehr gut
	○ wenig	○ mittel	○ gut	○ sehr gut
	○ wenig	○ mittel	○ gut	○ sehr gut
	○ wenig	○ mittel	○ gut	○ sehr gut

Notizen

Datum		**Wochentag**	Mo	Di	Mi	Do	Fr	Sa	So

Uhrzeit von		**Uhrzeit bis**		**Dauer**	

Intensität	1	2	3	4	5	6	7	8	9	10

Leichte Schmerzen   *Starke Schmerzen*

Schmerzart	○ Pulsierend	○ Drückend	○ Dumpf	○ Stechend

Schmerzseite	○ Einseitig	○ Beidseitig

Schmerzposition

Anmerkungen

Begleitsymptome

○ Erbrechen	○ Übelkeit	○ Lärmempfindlichkeit
○ Schwindel	○ Appetitlosigkeit	○ Geruchsempfindlichkeit
○	○	○

Auslöser

○ Alkohol	○ Allergien	○ Koffein
○ Privater Stress	○ Beruflicher Stress	○ Erkältung
○ Flüssigkeitsmangel	○ Gerüche	○ Hormone
○ Hunger	○ Körperl. Anstrengung	○ Lesen
○ Menstruation	○ Medikamente	○ Licht
○ Müdigkeit	○ Essen/Trinken	○ Nikotin
○ Schlafmangel	○ Unterzuckerung	○ Wetter
○	○	○
○	○	○
○	○	○

Wetter		**Temperatur**		**Geschlafene Stunden**	

Letzte Mahlzeit		**Getrunkene Liter**	

Vorboten		
○ Stimmungsschwankungen	○ Müdigkeit	○ Heißhunger
○ Konzentrationsstörung	○ Gleichgültigkeit	○ Gereiztheit
○	○	○

Vorher genommene Medikamente	Dosis

Hilfsmaßnahmen	Wirkung			
	○ wenig	○ mittel	○ gut	○ sehr gut
	○ wenig	○ mittel	○ gut	○ sehr gut
	○ wenig	○ mittel	○ gut	○ sehr gut
	○ wenig	○ mittel	○ gut	○ sehr gut

Notizen

Datum		**Wochentag**	Mo	Di	Mi	Do	Fr	Sa	So

Uhrzeit von		**Uhrzeit bis**		**Dauer**	

Intensität	1	2	3	4	5	6	7	8	9	10
	Leichte Schmerzen							*Starke Schmerzen*		

Schmerzart	○ Pulsierend	○ Drückend	○ Dumpf	○ Stechend

Schmerzseite	○ Einseitig	○ Beidseitig

Schmerzposition	**Anmerkungen**

Begleitsymptome

○ Erbrechen	○ Übelkeit	○ Lärmempfindlichkeit
○ Schwindel	○ Appetitlosigkeit	○ Geruchsempfindlichkeit
○	○	○

Auslöser

○ Alkohol	○ Allergien	○ Koffein
○ Privater Stress	○ Beruflicher Stress	○ Erkältung
○ Flüssigkeitsmangel	○ Gerüche	○ Hormone
○ Hunger	○ Körperl. Anstrengung	○ Lesen
○ Menstruation	○ Medikamente	○ Licht
○ Müdigkeit	○ Essen/Trinken	○ Nikotin
○ Schlafmangel	○ Unterzuckerung	○ Wetter
○	○	○
○	○	○
○	○	○

Wetter		**Temperatur**		**Geschlafene Stunden**	

Letzte Mahlzeit		**Getrunkene Liter**	

Vorboten		
○ Stimmungsschwankungen	○ Müdigkeit	○ Heißhunger
○ Konzentrationsstörung	○ Gleichgültigkeit	○ Gereiztheit
○	○	○

Vorher genommene Medikamente	Dosis

Hilfsmaßnahmen	Wirkung			
	○ wenig	○ mittel	○ gut	○ sehr gut
	○ wenig	○ mittel	○ gut	○ sehr gut
	○ wenig	○ mittel	○ gut	○ sehr gut
	○ wenig	○ mittel	○ gut	○ sehr gut

Notizen

Datum		Wochentag	Mo	Di	Mi	Do	Fr	Sa	So

Uhrzeit von		Uhrzeit bis		Dauer	

Intensität	1	2	3	4	5	6	7	8	9	10
	Leichte Schmerzen							*Starke Schmerzen*		

Schmerzart	○ Pulsierend	○ Drückend	○ Dumpf	○ Stechend

Schmerzseite	○ Einseitig	○ Beidseitig

Schmerzposition

Anmerkungen

Begleitsymptome

○ Erbrechen	○ Übelkeit	○ Lärmempfindlichkeit
○ Schwindel	○ Appetitlosigkeit	○ Geruchsempfindlichkeit
○	○	○

Auslöser

○ Alkohol	○ Allergien	○ Koffein
○ Privater Stress	○ Beruflicher Stress	○ Erkältung
○ Flüssigkeitsmangel	○ Gerüche	○ Hormone
○ Hunger	○ Körperl. Anstrengung	○ Lesen
○ Menstruation	○ Medikamente	○ Licht
○ Müdigkeit	○ Essen/Trinken	○ Nikotin
○ Schlafmangel	○ Unterzuckerung	○ Wetter
○	○	○
○	○	○
○	○	○

Wetter		Temperatur		Geschlafene Stunden	

Letzte Mahlzeit		Getrunkene Liter	

Vorboten		
○ Stimmungsschwankungen	○ Müdigkeit	○ Heißhunger
○ Konzentrationsstörung	○ Gleichgültigkeit	○ Gereiztheit
○	○	○

Vorher genommene Medikamente	Dosis

Hilfsmaßnahmen	Wirkung			
	○ wenig	○ mittel	○ gut	○ sehr gut
	○ wenig	○ mittel	○ gut	○ sehr gut
	○ wenig	○ mittel	○ gut	○ sehr gut
	○ wenig	○ mittel	○ gut	○ sehr gut

Notizen

Datum		Wochentag	Mo	Di	Mi	Do	Fr	Sa	So

Uhrzeit von		Uhrzeit bis		Dauer	

Intensität	1	2	3	4	5	6	7	8	9	10

Leichte Schmerzen *Starke Schmerzen*

Schmerzart	○ Pulsierend	○ Drückend	○ Dumpf	○ Stechend

Schmerzseite	○ Einseitig	○ Beidseitig

Schmerzposition	Anmerkungen

Begleitsymptome

○ Erbrechen	○ Übelkeit	○ Lärmempfindlichkeit
○ Schwindel	○ Appetitlosigkeit	○ Geruchsempfindlichkeit
○	○	○

Auslöser

○ Alkohol	○ Allergien	○ Koffein
○ Privater Stress	○ Beruflicher Stress	○ Erkältung
○ Flüssigkeitsmangel	○ Gerüche	○ Hormone
○ Hunger	○ Körperl. Anstrengung	○ Lesen
○ Menstruation	○ Medikamente	○ Licht
○ Müdigkeit	○ Essen/Trinken	○ Nikotin
○ Schlafmangel	○ Unterzuckerung	○ Wetter
○	○	○
○	○	○
○	○	○

Wetter		Temperatur		Geschlafene Stunden	

Letzte Mahlzeit		Getrunkene Liter	

Vorboten		
○ Stimmungsschwankungen	○ Müdigkeit	○ Heißhunger
○ Konzentrationsstörung	○ Gleichgültigkeit	○ Gereiztheit
○	○	○

Vorher genommene Medikamente	Dosis

Hilfsmaßnahmen	Wirkung			
	○ wenig	○ mittel	○ gut	○ sehr gut
	○ wenig	○ mittel	○ gut	○ sehr gut
	○ wenig	○ mittel	○ gut	○ sehr gut
	○ wenig	○ mittel	○ gut	○ sehr gut

Notizen

Datum		**Wochentag**	Mo	Di	Mi	Do	Fr	Sa	So

Uhrzeit von		**Uhrzeit bis**		**Dauer**	

Intensität	1	2	3	4	5	6	7	8	9	10

Leichte Schmerzen   *Starke Schmerzen*

Schmerzart	○ Pulsierend	○ Drückend	○ Dumpf	○ Stechend

Schmerzseite	○ Einseitig	○ Beidseitig

Schmerzposition

Anmerkungen

Begleitsymptome

○ Erbrechen	○ Übelkeit	○ Lärmempfindlichkeit
○ Schwindel	○ Appetitlosigkeit	○ Geruchsempfindlichkeit
○	○	○

Auslöser

○ Alkohol	○ Allergien	○ Koffein
○ Privater Stress	○ Beruflicher Stress	○ Erkältung
○ Flüssigkeitsmangel	○ Gerüche	○ Hormone
○ Hunger	○ Körperl. Anstrengung	○ Lesen
○ Menstruation	○ Medikamente	○ Licht
○ Müdigkeit	○ Essen/Trinken	○ Nikotin
○ Schlafmangel	○ Unterzuckerung	○ Wetter
○	○	○
○	○	○
○	○	○

Wetter		**Temperatur**		**Geschlafene Stunden**	

Letzte Mahlzeit		**Getrunkene Liter**	

Vorboten		
○ Stimmungsschwankungen	○ Müdigkeit	○ Heißhunger
○ Konzentrationsstörung	○ Gleichgültigkeit	○ Gereiztheit
○	○	○

Vorher genommene Medikamente	Dosis

Hilfsmaßnahmen	Wirkung			
	○ wenig	○ mittel	○ gut	○ sehr gut
	○ wenig	○ mittel	○ gut	○ sehr gut
	○ wenig	○ mittel	○ gut	○ sehr gut
	○ wenig	○ mittel	○ gut	○ sehr gut

Notizen

Datum		**Wochentag**	Mo	Di	Mi	Do	Fr	Sa	So

Uhrzeit von		**Uhrzeit bis**		**Dauer**	

Intensität	1	2	3	4	5	6	7	8	9	10

Leichte Schmerzen   *Starke Schmerzen*

Schmerzart	○ Pulsierend	○ Drückend	○ Dumpf	○ Stechend

Schmerzseite	○ Einseitig	○ Beidseitig

Schmerzposition	**Anmerkungen**

Begleitsymptome

○ Erbrechen	○ Übelkeit	○ Lärmempfindlichkeit
○ Schwindel	○ Appetitlosigkeit	○ Geruchsempfindlichkeit
○	○	○

Auslöser

○ Alkohol	○ Allergien	○ Koffein
○ Privater Stress	○ Beruflicher Stress	○ Erkältung
○ Flüssigkeitsmangel	○ Gerüche	○ Hormone
○ Hunger	○ Körperl. Anstrengung	○ Lesen
○ Menstruation	○ Medikamente	○ Licht
○ Müdigkeit	○ Essen/Trinken	○ Nikotin
○ Schlafmangel	○ Unterzuckerung	○ Wetter
○	○	○
○	○	○
○	○	○

Wetter		**Temperatur**		**Geschlafene Stunden**	

Letzte Mahlzeit		**Getrunkene Liter**	

Vorboten		
○ Stimmungsschwankungen	○ Müdigkeit	○ Heißhunger
○ Konzentrationsstörung	○ Gleichgültigkeit	○ Gereiztheit
○	○	○

Vorher genommene Medikamente	Dosis

Hilfsmaßnahmen	Wirkung			
	○ wenig	○ mittel	○ gut	○ sehr gut
	○ wenig	○ mittel	○ gut	○ sehr gut
	○ wenig	○ mittel	○ gut	○ sehr gut
	○ wenig	○ mittel	○ gut	○ sehr gut

Notizen

Datum		Wochentag	Mo	Di	Mi	Do	Fr	Sa	So

Uhrzeit von		Uhrzeit bis		Dauer	

Intensität	1	2	3	4	5	6	7	8	9	10

Leichte Schmerzen   *Starke Schmerzen*

Schmerzart ○ Pulsierend ○ Drückend ○ Dumpf ○ Stechend

Schmerzseite ○ Einseitig ○ Beidseitig

Schmerzposition	Anmerkungen

Begleitsymptome

○ Erbrechen ○ Übelkeit ○ Lärmempfindlichkeit
○ Schwindel ○ Appetitlosigkeit ○ Geruchsempfindlichkeit
○ ○ ○

Auslöser

○ Alkohol ○ Allergien ○ Koffein
○ Privater Stress ○ Beruflicher Stress ○ Erkältung
○ Flüssigkeitsmangel ○ Gerüche ○ Hormone
○ Hunger ○ Körperl. Anstrengung ○ Lesen
○ Menstruation ○ Medikamente ○ Licht
○ Müdigkeit ○ Essen/Trinken ○ Nikotin
○ Schlafmangel ○ Unterzuckerung ○ Wetter
○ ○ ○
○ ○ ○
○ ○ ○

Wetter		Temperatur		Geschlafene Stunden	

Letzte Mahlzeit		Getrunkene Liter	

Vorboten		
○ Stimmungsschwankungen	○ Müdigkeit	○ Heißhunger
○ Konzentrationsstörung	○ Gleichgültigkeit	○ Gereiztheit
○	○	○

Vorher genommene Medikamente	Dosis

Hilfsmaßnahmen	Wirkung			
	○ wenig	○ mittel	○ gut	○ sehr gut
	○ wenig	○ mittel	○ gut	○ sehr gut
	○ wenig	○ mittel	○ gut	○ sehr gut
	○ wenig	○ mittel	○ gut	○ sehr gut

Notizen

Datum		**Wochentag**	Mo	Di	Mi	Do	Fr	Sa	So

Uhrzeit von		**Uhrzeit bis**		**Dauer**	

Intensität	1	2	3	4	5	6	7	8	9	10
	Leichte Schmerzen							*Starke Schmerzen*		

Schmerzart	○ Pulsierend	○ Drückend	○ Dumpf	○ Stechend

Schmerzseite	○ Einseitig	○ Beidseitig

Schmerzposition	**Anmerkungen**

Begleitsymptome

○ Erbrechen	○ Übelkeit	○ Lärmempfindlichkeit
○ Schwindel	○ Appetitlosigkeit	○ Geruchsempfindlichkeit
○	○	○

Auslöser

○ Alkohol	○ Allergien	○ Koffein
○ Privater Stress	○ Beruflicher Stress	○ Erkältung
○ Flüssigkeitsmangel	○ Gerüche	○ Hormone
○ Hunger	○ Körperl. Anstrengung	○ Lesen
○ Menstruation	○ Medikamente	○ Licht
○ Müdigkeit	○ Essen/Trinken	○ Nikotin
○ Schlafmangel	○ Unterzuckerung	○ Wetter
○	○	○
○	○	○
○	○	○

Wetter		**Temperatur**		**Geschlafene Stunden**	

Letzte Mahlzeit		**Getrunkene Liter**	

Vorboten		
○ Stimmungsschwankungen	○ Müdigkeit	○ Heißhunger
○ Konzentrationsstörung	○ Gleichgültigkeit	○ Gereiztheit
○	○	○

Vorher genommene Medikamente	Dosis

Hilfsmaßnahmen	Wirkung			
	○ wenig	○ mittel	○ gut	○ sehr gut
	○ wenig	○ mittel	○ gut	○ sehr gut
	○ wenig	○ mittel	○ gut	○ sehr gut
	○ wenig	○ mittel	○ gut	○ sehr gut

Notizen

Datum		**Wochentag**	Mo	Di	Mi	Do	Fr	Sa	So

Uhrzeit von		**Uhrzeit bis**		**Dauer**	

Intensität	1	2	3	4	5	6	7	8	9	10

Leichte Schmerzen   *Starke Schmerzen*

Schmerzart	○ Pulsierend	○ Drückend	○ Dumpf	○ Stechend

Schmerzseite	○ Einseitig	○ Beidseitig

Schmerzposition	**Anmerkungen**

Begleitsymptome

○ Erbrechen	○ Übelkeit	○ Lärmempfindlichkeit
○ Schwindel	○ Appetitlosigkeit	○ Geruchsempfindlichkeit
○	○	○

Auslöser

○ Alkohol	○ Allergien	○ Koffein
○ Privater Stress	○ Beruflicher Stress	○ Erkältung
○ Flüssigkeitsmangel	○ Gerüche	○ Hormone
○ Hunger	○ Körperl. Anstrengung	○ Lesen
○ Menstruation	○ Medikamente	○ Licht
○ Müdigkeit	○ Essen/Trinken	○ Nikotin
○ Schlafmangel	○ Unterzuckerung	○ Wetter
○	○	○
○	○	○
○	○	○

Wetter		**Temperatur**		**Geschlafene Stunden**	

Letzte Mahlzeit		**Getrunkene Liter**	

Vorboten		
○ Stimmungsschwankungen	○ Müdigkeit	○ Heißhunger
○ Konzentrationsstörung	○ Gleichgültigkeit	○ Gereiztheit
○	○	○

Vorher genommene Medikamente	Dosis

Hilfsmaßnahmen	Wirkung			
	○ wenig	○ mittel	○ gut	○ sehr gut
	○ wenig	○ mittel	○ gut	○ sehr gut
	○ wenig	○ mittel	○ gut	○ sehr gut
	○ wenig	○ mittel	○ gut	○ sehr gut

Notizen

Datum		Wochentag	Mo	Di	Mi	Do	Fr	Sa	So

Uhrzeit von		Uhrzeit bis			Dauer	

Intensität	1	2	3	4	5	6	7	8	9	10
		Leichte Schmerzen						*Starke Schmerzen*		

Schmerzart	○ Pulsierend	○ Drückend	○ Dumpf	○ Stechend

Schmerzseite	○ Einseitig	○ Beidseitig

Schmerzposition

Anmerkungen

Begleitsymptome

○ Erbrechen	○ Übelkeit	○ Lärmempfindlichkeit
○ Schwindel	○ Appetitlosigkeit	○ Geruchsempfindlichkeit
○	○	○

Auslöser

○ Alkohol	○ Allergien	○ Koffein
○ Privater Stress	○ Beruflicher Stress	○ Erkältung
○ Flüssigkeitsmangel	○ Gerüche	○ Hormone
○ Hunger	○ Körperl. Anstrengung	○ Lesen
○ Menstruation	○ Medikamente	○ Licht
○ Müdigkeit	○ Essen/Trinken	○ Nikotin
○ Schlafmangel	○ Unterzuckerung	○ Wetter
○	○	○
○	○	○
○	○	○

Wetter		Temperatur		Geschlafene Stunden	

Letzte Mahlzeit		Getrunkene Liter	

Vorboten		
○ Stimmungsschwankungen	○ Müdigkeit	○ Heißhunger
○ Konzentrationsstörung	○ Gleichgültigkeit	○ Gereiztheit
○	○	○

Vorher genommene Medikamente	Dosis

Hilfsmaßnahmen	Wirkung			
	○ wenig	○ mittel	○ gut	○ sehr gut
	○ wenig	○ mittel	○ gut	○ sehr gut
	○ wenig	○ mittel	○ gut	○ sehr gut
	○ wenig	○ mittel	○ gut	○ sehr gut

Notizen

Datum		**Wochentag**	Mo	Di	Mi	Do	Fr	Sa	So

Uhrzeit von		**Uhrzeit bis**		**Dauer**	

Intensität	1	2	3	4	5	6	7	8	9	10

Leichte Schmerzen   *Starke Schmerzen*

Schmerzart   ○ Pulsierend   ○ Drückend   ○ Dumpf   ○ Stechend

Schmerzseite   ○ Einseitig   ○ Beidseitig

Schmerzposition	Anmerkungen

Begleitsymptome

○ Erbrechen	○ Übelkeit	○ Lärmempfindlichkeit
○ Schwindel	○ Appetitlosigkeit	○ Geruchsempfindlichkeit
○	○	○

Auslöser

○ Alkohol	○ Allergien	○ Koffein
○ Privater Stress	○ Beruflicher Stress	○ Erkältung
○ Flüssigkeitsmangel	○ Gerüche	○ Hormone
○ Hunger	○ Körperl. Anstrengung	○ Lesen
○ Menstruation	○ Medikamente	○ Licht
○ Müdigkeit	○ Essen/Trinken	○ Nikotin
○ Schlafmangel	○ Unterzuckerung	○ Wetter
○	○	○
○	○	○
○	○	○

Wetter		Temperatur		Geschlafene Stunden	

Letzte Mahlzeit		Getrunkene Liter	

Vorboten		
○ Stimmungsschwankungen	○ Müdigkeit	○ Heißhunger
○ Konzentrationsstörung	○ Gleichgültigkeit	○ Gereiztheit
○	○	○

Vorher genommene Medikamente	Dosis

Hilfsmaßnahmen	Wirkung			
	○ wenig	○ mittel	○ gut	○ sehr gut
	○ wenig	○ mittel	○ gut	○ sehr gut
	○ wenig	○ mittel	○ gut	○ sehr gut
	○ wenig	○ mittel	○ gut	○ sehr gut

Notizen

Datum		Wochentag	Mo	Di	Mi	Do	Fr	Sa	So

Uhrzeit von		Uhrzeit bis		Dauer	

Intensität	1	2	3	4	5	6	7	8	9	10

Leichte Schmerzen   *Starke Schmerzen*

Schmerzart	○ Pulsierend	○ Drückend	○ Dumpf	○ Stechend

Schmerzseite	○ Einseitig	○ Beidseitig

Schmerzposition	Anmerkungen

Begleitsymptome

○ Erbrechen	○ Übelkeit	○ Lärmempfindlichkeit
○ Schwindel	○ Appetitlosigkeit	○ Geruchsempfindlichkeit
○	○	○

Auslöser

○ Alkohol	○ Allergien	○ Koffein
○ Privater Stress	○ Beruflicher Stress	○ Erkältung
○ Flüssigkeitsmangel	○ Gerüche	○ Hormone
○ Hunger	○ Körperl. Anstrengung	○ Lesen
○ Menstruation	○ Medikamente	○ Licht
○ Müdigkeit	○ Essen/Trinken	○ Nikotin
○ Schlafmangel	○ Unterzuckerung	○ Wetter
○	○	○
○	○	○
○	○	○

Wetter		Temperatur		Geschlafene Stunden	

Letzte Mahlzeit		Getrunkene Liter	

Vorboten		
○ Stimmungsschwankungen	○ Müdigkeit	○ Heißhunger
○ Konzentrationsstörung	○ Gleichgültigkeit	○ Gereiztheit
○	○	○

Vorher genommene Medikamente	Dosis

Hilfsmaßnahmen	Wirkung			
	○ wenig	○ mittel	○ gut	○ sehr gut
	○ wenig	○ mittel	○ gut	○ sehr gut
	○ wenig	○ mittel	○ gut	○ sehr gut
	○ wenig	○ mittel	○ gut	○ sehr gut

Notizen

Datum		**Wochentag**	Mo	Di	Mi	Do	Fr	Sa	So

Uhrzeit von		**Uhrzeit bis**		**Dauer**	

Intensität	1	2	3	4	5	6	7	8	9	10
	Leichte Schmerzen						*Starke Schmerzen*			

Schmerzart	○ Pulsierend	○ Drückend	○ Dumpf	○ Stechend

Schmerzseite	○ Einseitig	○ Beidseitig

Schmerzposition	**Anmerkungen**

Begleitsymptome

○ Erbrechen	○ Übelkeit	○ Lärmempfindlichkeit
○ Schwindel	○ Appetitlosigkeit	○ Geruchsempfindlichkeit
○	○	○

Auslöser

○ Alkohol	○ Allergien	○ Koffein
○ Privater Stress	○ Beruflicher Stress	○ Erkältung
○ Flüssigkeitsmangel	○ Gerüche	○ Hormone
○ Hunger	○ Körperl. Anstrengung	○ Lesen
○ Menstruation	○ Medikamente	○ Licht
○ Müdigkeit	○ Essen/Trinken	○ Nikotin
○ Schlafmangel	○ Unterzuckerung	○ Wetter
○	○	○
○	○	○
○	○	○

Wetter		**Temperatur**		**Geschlafene Stunden**	

Letzte Mahlzeit		**Getrunkene Liter**	

Vorboten		
○ Stimmungsschwankungen	○ Müdigkeit	○ Heißhunger
○ Konzentrationsstörung	○ Gleichgültigkeit	○ Gereiztheit
○	○	○

Vorher genommene Medikamente	Dosis

Hilfsmaßnahmen	Wirkung			
	○ wenig	○ mittel	○ gut	○ sehr gut
	○ wenig	○ mittel	○ gut	○ sehr gut
	○ wenig	○ mittel	○ gut	○ sehr gut
	○ wenig	○ mittel	○ gut	○ sehr gut

Notizen

Datum		**Wochentag**	Mo	Di	Mi	Do	Fr	Sa	So

Uhrzeit von		**Uhrzeit bis**		**Dauer**	

Intensität	1	2	3	4	5	6	7	8	9	10

Leichte Schmerzen   *Starke Schmerzen*

Schmerzart	○ Pulsierend	○ Drückend	○ Dumpf	○ Stechend

Schmerzseite	○ Einseitig	○ Beidseitig

Schmerzposition

Anmerkungen

Begleitsymptome

○ Erbrechen	○ Übelkeit	○ Lärmempfindlichkeit
○ Schwindel	○ Appetitlosigkeit	○ Geruchsempfindlichkeit
○	○	○

Auslöser

○ Alkohol	○ Allergien	○ Koffein
○ Privater Stress	○ Beruflicher Stress	○ Erkältung
○ Flüssigkeitsmangel	○ Gerüche	○ Hormone
○ Hunger	○ Körperl. Anstrengung	○ Lesen
○ Menstruation	○ Medikamente	○ Licht
○ Müdigkeit	○ Essen/Trinken	○ Nikotin
○ Schlafmangel	○ Unterzuckerung	○ Wetter
○	○	○
○	○	○
○	○	○

Wetter		**Temperatur**		**Geschlafene Stunden**	

Letzte Mahlzeit		**Getrunkene Liter**	

Vorboten		
○ Stimmungsschwankungen	○ Müdigkeit	○ Heißhunger
○ Konzentrationsstörung	○ Gleichgültigkeit	○ Gereiztheit
○	○	○

Vorher genommene Medikamente	Dosis

Hilfsmaßnahmen	Wirkung			
	○ wenig	○ mittel	○ gut	○ sehr gut
	○ wenig	○ mittel	○ gut	○ sehr gut
	○ wenig	○ mittel	○ gut	○ sehr gut
	○ wenig	○ mittel	○ gut	○ sehr gut

Notizen

Datum		**Wochentag**	Mo	Di	Mi	Do	Fr	Sa	So

Uhrzeit von		**Uhrzeit bis**		**Dauer**	

Intensität	1	2	3	4	5	6	7	8	9	10

Leichte Schmerzen   *Starke Schmerzen*

Schmerzart	○ Pulsierend	○ Drückend	○ Dumpf	○ Stechend

Schmerzseite	○ Einseitig	○ Beidseitig

Schmerzposition

Anmerkungen

Begleitsymptome

○ Erbrechen	○ Übelkeit	○ Lärmempfindlichkeit
○ Schwindel	○ Appetitlosigkeit	○ Geruchsempfindlichkeit
○	○	○

Auslöser

○ Alkohol	○ Allergien	○ Koffein
○ Privater Stress	○ Beruflicher Stress	○ Erkältung
○ Flüssigkeitsmangel	○ Gerüche	○ Hormone
○ Hunger	○ Körperl. Anstrengung	○ Lesen
○ Menstruation	○ Medikamente	○ Licht
○ Müdigkeit	○ Essen/Trinken	○ Nikotin
○ Schlafmangel	○ Unterzuckerung	○ Wetter
○	○	○
○	○	○
○	○	○

Wetter		**Temperatur**		**Geschlafene Stunden**	

Letzte Mahlzeit		**Getrunkene Liter**	

Vorboten		
○ Stimmungsschwankungen	○ Müdigkeit	○ Heißhunger
○ Konzentrationsstörung	○ Gleichgültigkeit	○ Gereiztheit
○	○	○

Vorher genommene Medikamente	Dosis

Hilfsmaßnahmen	Wirkung			
	○ wenig	○ mittel	○ gut	○ sehr gut
	○ wenig	○ mittel	○ gut	○ sehr gut
	○ wenig	○ mittel	○ gut	○ sehr gut
	○ wenig	○ mittel	○ gut	○ sehr gut

Notizen

Datum		Wochentag	Mo	Di	Mi	Do	Fr	Sa	So

Uhrzeit von		Uhrzeit bis		Dauer	

Intensität	1	2	3	4	5	6	7	8	9	10

Leichte Schmerzen   *Starke Schmerzen*

Schmerzart	○ Pulsierend	○ Drückend	○ Dumpf	○ Stechend

Schmerzseite	○ Einseitig	○ Beidseitig

Schmerzposition	Anmerkungen

Begleitsymptome

○ Erbrechen	○ Übelkeit	○ Lärmempfindlichkeit
○ Schwindel	○ Appetitlosigkeit	○ Geruchsempfindlichkeit
○	○	○

Auslöser

○ Alkohol	○ Allergien	○ Koffein
○ Privater Stress	○ Beruflicher Stress	○ Erkältung
○ Flüssigkeitsmangel	○ Gerüche	○ Hormone
○ Hunger	○ Körperl. Anstrengung	○ Lesen
○ Menstruation	○ Medikamente	○ Licht
○ Müdigkeit	○ Essen/Trinken	○ Nikotin
○ Schlafmangel	○ Unterzuckerung	○ Wetter
○	○	○
○	○	○
○	○	○

Wetter		Temperatur		Geschlafene Stunden	

Letzte Mahlzeit		Getrunkene Liter	

Vorboten		
○ Stimmungsschwankungen	○ Müdigkeit	○ Heißhunger
○ Konzentrationsstörung	○ Gleichgültigkeit	○ Gereiztheit
○	○	○

Vorher genommene Medikamente	Dosis

Hilfsmaßnahmen	Wirkung			
	○ wenig	○ mittel	○ gut	○ sehr gut
	○ wenig	○ mittel	○ gut	○ sehr gut
	○ wenig	○ mittel	○ gut	○ sehr gut
	○ wenig	○ mittel	○ gut	○ sehr gut

Notizen

Datum		**Wochentag**	Mo	Di	Mi	Do	Fr	Sa	So

Uhrzeit von		**Uhrzeit bis**		**Dauer**	

Intensität	1	2	3	4	5	6	7	8	9	10

Leichte Schmerzen   *Starke Schmerzen*

Schmerzart	○ Pulsierend	○ Drückend	○ Dumpf	○ Stechend

Schmerzseite	○ Einseitig	○ Beidseitig

Schmerzposition	**Anmerkungen**

Begleitsymptome

○ Erbrechen	○ Übelkeit	○ Lärmempfindlichkeit
○ Schwindel	○ Appetitlosigkeit	○ Geruchsempfindlichkeit
○	○	○

Auslöser

○ Alkohol	○ Allergien	○ Koffein
○ Privater Stress	○ Beruflicher Stress	○ Erkältung
○ Flüssigkeitsmangel	○ Gerüche	○ Hormone
○ Hunger	○ Körperl. Anstrengung	○ Lesen
○ Menstruation	○ Medikamente	○ Licht
○ Müdigkeit	○ Essen/Trinken	○ Nikotin
○ Schlafmangel	○ Unterzuckerung	○ Wetter
○	○	○
○	○	○
○	○	○

Wetter		**Temperatur**		**Geschlafene Stunden**	

Letzte Mahlzeit		**Getrunkene Liter**	

Vorboten		
○ Stimmungsschwankungen	○ Müdigkeit	○ Heißhunger
○ Konzentrationsstörung	○ Gleichgültigkeit	○ Gereiztheit
○	○	○

Vorher genommene Medikamente	Dosis

Hilfsmaßnahmen	Wirkung			
	○ wenig	○ mittel	○ gut	○ sehr gut
	○ wenig	○ mittel	○ gut	○ sehr gut
	○ wenig	○ mittel	○ gut	○ sehr gut
	○ wenig	○ mittel	○ gut	○ sehr gut

Notizen

Datum		**Wochentag**	Mo	Di	Mi	Do	Fr	Sa	So

Uhrzeit von		**Uhrzeit bis**		**Dauer**	

Intensität	1	2	3	4	5	6	7	8	9	10
	Leichte Schmerzen							*Starke Schmerzen*		

Schmerzart	○ Pulsierend	○ Drückend	○ Dumpf	○ Stechend

Schmerzseite	○ Einseitig	○ Beidseitig

Schmerzposition	**Anmerkungen**

Begleitsymptome

○ Erbrechen	○ Übelkeit	○ Lärmempfindlichkeit
○ Schwindel	○ Appetitlosigkeit	○ Geruchsempfindlichkeit
○	○	○

Auslöser

○ Alkohol	○ Allergien	○ Koffein
○ Privater Stress	○ Beruflicher Stress	○ Erkältung
○ Flüssigkeitsmangel	○ Gerüche	○ Hormone
○ Hunger	○ Körperl. Anstrengung	○ Lesen
○ Menstruation	○ Medikamente	○ Licht
○ Müdigkeit	○ Essen/Trinken	○ Nikotin
○ Schlafmangel	○ Unterzuckerung	○ Wetter
○	○	○
○	○	○
○	○	○

Wetter		**Temperatur**		**Geschlafene Stunden**	

Letzte Mahlzeit		**Getrunkene Liter**	

Vorboten		
○ Stimmungsschwankungen	○ Müdigkeit	○ Heißhunger
○ Konzentrationsstörung	○ Gleichgültigkeit	○ Gereiztheit
○	○	○

Vorher genommene Medikamente	Dosis

Hilfsmaßnahmen	Wirkung			
	○ wenig	○ mittel	○ gut	○ sehr gut
	○ wenig	○ mittel	○ gut	○ sehr gut
	○ wenig	○ mittel	○ gut	○ sehr gut
	○ wenig	○ mittel	○ gut	○ sehr gut

Notizen

Datum		Wochentag	Mo	Di	Mi	Do	Fr	Sa	So

Uhrzeit von		Uhrzeit bis		Dauer	

Intensität	1	2	3	4	5	6	7	8	9	10
	Leichte Schmerzen							*Starke Schmerzen*		

Schmerzart	○ Pulsierend	○ Drückend	○ Dumpf	○ Stechend

Schmerzseite	○ Einseitig	○ Beidseitig

Schmerzposition

Anmerkungen

Begleitsymptome

○ Erbrechen	○ Übelkeit	○ Lärmempfindlichkeit
○ Schwindel	○ Appetitlosigkeit	○ Geruchsempfindlichkeit
○	○	○

Auslöser

○ Alkohol	○ Allergien	○ Koffein
○ Privater Stress	○ Beruflicher Stress	○ Erkältung
○ Flüssigkeitsmangel	○ Gerüche	○ Hormone
○ Hunger	○ Körperl. Anstrengung	○ Lesen
○ Menstruation	○ Medikamente	○ Licht
○ Müdigkeit	○ Essen/Trinken	○ Nikotin
○ Schlafmangel	○ Unterzuckerung	○ Wetter
○	○	○
○	○	○
○	○	○

Wetter		Temperatur		Geschlafene Stunden	

Letzte Mahlzeit		Getrunkene Liter	

Vorboten		
○ Stimmungsschwankungen	○ Müdigkeit	○ Heißhunger
○ Konzentrationsstörung	○ Gleichgültigkeit	○ Gereiztheit
○	○	○

Vorher genommene Medikamente	Dosis

Hilfsmaßnahmen	Wirkung			
	○ wenig	○ mittel	○ gut	○ sehr gut
	○ wenig	○ mittel	○ gut	○ sehr gut
	○ wenig	○ mittel	○ gut	○ sehr gut
	○ wenig	○ mittel	○ gut	○ sehr gut

Notizen